国家卫生健康委员会"十四五"规划教材
全国中等卫生职业教育配套教材
供护理专业用

病原生物与免疫学基础
学习指导

主 编 刘建红

副主编 刘忠立

编 者（以姓氏笔画为序）

于海潮（山东省烟台护士学校） 杨全凤（辽宁省本溪市卫生学校）

王丽红（吕梁市卫生学校） 宋军华（山东省青岛卫生学校）

丛瑞华（黑龙江护理高等专科学校） 周 雪（安徽省淮南卫生学校）

刘忠立（山东省青岛卫生学校） 郑端增（广东省潮州卫生学校）

刘建红（山西省长治卫生学校） 梁艳丽（桂东卫生学校）

人民卫生出版社
·北 京·

图书在版编目（CIP）数据

病原生物与免疫学基础学习指导 / 刘建红主编. —
北京：人民卫生出版社，2024.5（2025.4重印）
ISBN 978-7-117-36292-4

Ⅰ. ①病… Ⅱ. ①刘… Ⅲ. ①病原微生物－中等专业
学校－教学参考资料②免疫学－中等专业学校－教学参考
资料 Ⅳ. ①R37②R392

中国国家版本馆 CIP 数据核字（2024）第 088788 号

| 人卫智网 | www.ipmph.com | 医学教育、学术、考试、健康，购书智慧智能综合服务平台 |
| 人卫官网 | www.pmph.com | 人卫官方资讯发布平台 |

病原生物与免疫学基础学习指导
Bingyuan Shengwu yu Mianyixue Jichu Xuexi Zhidao

主　　编：刘建红
出版发行：人民卫生出版社（中继线 010-59780011）
地　　址：北京市朝阳区潘家园南里 19 号
邮　　编：100021
E - mail：pmph @ pmph.com
购书热线：010-59787592　010-59787584　010-65264830
印　　刷：三河市尚艺印装有限公司
经　　销：新华书店
开　　本：787×1092　1/16　　印张：9
字　　数：166 千字
版　　次：2024 年 5 月第 1 版
印　　次：2025 年 4 月第 2 次印刷
标准书号：ISBN 978-7-117-36292-4
定　　价：32.00 元

打击盗版举报电话：010-59787491　E-mail：WQ @ pmph.com
质量问题联系电话：010-59787234　E-mail：zhiliang @ pmph.com
数字融合服务电话：4001118166　E-mail：zengzhi @ pmph.com

前　言

　　《病原生物与免疫学基础学习指导》是全国中等卫生职业教育教材《病原生物与免疫学基础》(供护理专业用)的配套教材。本书以主教材为蓝本,依据职业教育国家教学标准体系文件要求编写,是一本强化学生综合能力的同步学习指导用书。

　　全书共十章,内容与主教材章节顺序一致,每一章包括重点和难点解析、测试题和测试题参考答案三部分。

　　1. 重点和难点解析　依据主教材附录中教学大纲,对接护理工作岗位需求和护士执业资格考试要求,归纳和解析各章节重点和难点,便于教师和学生把握和学习各章重难点。

　　2. 测试题　对接护理工作岗位和护士执业资格考试要求,按照主教材附录中教学大纲学习目标和要求进行测试题设计。题型分为 A1 型题、A2 型题和 A3/A4 型题。

　　3. 测试题参考答案　全部测试题均配有参考答案,便于学生检测知识掌握程度。

　　本配套教材主要供全国中等卫生职业学校护理专业学生学习使用,也可供其他专业学生选用。

　　本书在编写过程中,得到了各位编写人员及所在单位的大力支持,在此一并表示感谢。因经验和编写能力所限,本配套教材存在的错误和疏漏之处,恳请广大读者批评指正。

刘建红

2024 年 6 月

目 录

目 录

第一章 | 绪 论

一、微生物与人类的关系

二、病原生物的概念及特点

具有致病性的微生物与寄生虫称为病原生物。

（一）微生物

微生物（microorganism）是存在于自然界的一大群肉眼不能直接看见的微小生物。微生物具有以下几个共同特点。

1. 个体微小　常以微米（μm）或纳米（nm）作为测量单位。

2. 结构简单　微生物以单细胞、简单多细胞或无细胞形式存在。

3. 种类繁多　根据微生物有无细胞基本结构、化学组成、分化程度等差异，分为三大类。

（1）非细胞型微生物：最小的一类微生物，能通过细菌滤器，没有完整的细胞结构，缺乏产生能量的酶系统，由单一核酸（DNA或RNA）和蛋白质衣壳组成，只能在活细胞内增殖，如病毒。

（2）原核细胞型微生物：细胞核分化程度低，仅有DNA盘绕形成的拟核，无核膜和核仁，缺乏完整的细胞器。如细菌、支原体、立克次体、衣原体、螺旋体和放线菌等。

（3）真核细胞型微生物：细胞核分化程度较高，有核膜、核仁和染色体，细胞质内有多种细胞器（内质网、高尔基体、线粒体等），能进行有丝分裂。如真菌和大多数藻类等。

4. 分布广泛

5. 繁殖迅速

6. 数量巨大

7. 容易变异

（二）寄生虫

在生物界，一些低等生物失去了在外界环境中自主生活的能力，暂时或永久居留在其他生物的体表或体内，从这些生物中摄取营养，维持生存，并对其产生损害，这些低等生物称为寄生虫。

寄居在人体并引起机体损伤的寄生虫，称为人体寄生虫，包括医学原虫、医学蠕虫和医学节肢动物三类。

三、免疫的概念与功能

免疫（immunity）是指机体识别和排出抗原性异物，维护自身生理平衡和稳定的功能。免疫的本质特征是识别"自我"和"非我"。所谓"自我"成分是指机体发育早期，机体免疫系统接触过的物质，包括外源性物质。其他外源性物质以及因特殊解剖学原因未接触过免疫系统的自身物质，如脑、眼球、睾丸内的成分，均是"非我"成分。免疫的主要功能如下：

1. 免疫防御　指机体抵抗外源的病原微生物及其毒性代谢产物感染的一种生理性的保护反应。正常条件下，能发挥有效的抗感染作用，反应过高可引发超敏反应，反应过低或缺如可发生感染。

2. 免疫监视　指机体及时识别、清除体内突变的肿瘤细胞和病毒感染细胞的一种生理功能。正常条件下有抗肿瘤和病毒性疾病的作用。该功能失调，可导致肿瘤或病毒持续感染。

3. 免疫自稳　指机体免疫系统各组成之间相互协调，维持内环境相对平衡和稳定的一种生理功能。正常条件下，机体可以及时清除体内衰老、损伤或凋亡细胞和免疫复合物等。该功能失调，可发生生理功能紊乱和自身免疫病。

测试题

A1 型题

1. 有关原核细胞型微生物**错误**的描述是

　　A. 无核质　　　　　　　　　　B. 无核膜和核仁

　　C. 缺乏完整细胞器　　　　　　D. 具有细胞膜

　　E. 不具有细胞核的形态

2. 以下**不是**真核细胞型微生物特点的是
   A. 细胞核分化程度较高
   B. 有核膜、核仁和染色体
   C. 只能在活细胞内增殖
   D. 能进行有丝分裂
   E. 细胞质内有多种细胞器

3. 自然界中体积最小且只能在活细胞内增殖的微生物是
   A. 细菌
   B. 病毒
   C. 螺旋体
   D. 放线菌
   E. 真菌

4. 以下**不是**微生物特点的是
   A. 个体微小
   B. 结构复杂
   C. 分布广泛
   D. 繁殖迅速
   E. 数量巨大

5. 人体寄生虫包括三大类
   A. 线虫、吸虫、绦虫
   B. 线虫、原虫、绦虫
   C. 原虫、线虫、医学节肢动物
   D. 原虫、蠕虫、医学节肢动物
   E. 吸虫、蠕虫、医学节肢动物

6. 机体的免疫功能针对"自我"成分,会发生
   A. 免疫监视
   B. 免疫自稳
   C. 免疫防御
   D. 免疫耐受
   E. 免疫识别

7. 免疫的本质特征是识别"自我"和"非我"。免疫学上"非我"成分是
   A. 各种微生物
   B. 各种病原微生物
   C. 自身物质
   D. 胚胎期免疫系统没有接触过的物质
   E. 机体内的各种抗原

8. 机体清除体内衰老、损伤或凋亡细胞和免疫复合物的功能是
   A. 免疫防御
   B. 免疫耐受
   C. 免疫自稳
   D. 免疫监视
   E. 免疫应答

9. 机体发生病毒持续感染时,下列免疫功能失调的是
   A. 免疫防御
   B. 免疫监视

C. 免疫耐受   D. 免疫自稳

E. 免疫识别

10. 以下由免疫防御功能过低引起的是

A. 肿瘤   B. 超敏反应

C. 移植排斥反应   D. 自身免疫病

E. 反复感染

（刘建红）

第二章 | 细菌概述

第一节 细菌的形态与结构

一、细菌的大小与形态

（一）细菌的大小

细菌的个体微小，通常以微米（μm，$1\mu m = 1/1\,000mm$）作为测量单位。多数球菌的直径约为 $1\mu m$，中等大小的杆菌长 $2\sim3\mu m$，宽 $0.3\sim0.5\mu m$。

（二）细菌的形态

细菌的基本形态：球形、杆形、螺形。

1. 球菌　单个呈球形或近似球形。根据分裂后的排列方式分为：双球菌、链球菌、葡萄球菌、四联球菌和八叠球菌等。

2. 杆菌　形态多数呈直杆状。根据菌体两端形状和排列方式，可分为球杆菌、棒状杆菌、分枝杆菌和链杆菌等。

3. 螺形菌　菌体弯曲，常见形态包括弧菌、螺菌、螺杆菌。

二、细菌的结构

（一）细菌的基本结构

基本结构是各种细菌所共有的，包括细胞壁、细胞膜、细胞质和核质等。

1. 细胞壁　位于细菌的最外层，包绕在细胞膜外的一层坚韧而富有弹性的膜状结构。

革兰氏阳性（G^+）菌与革兰氏阴性（G^-）菌细胞壁的结构和化学组成具有明显差异（表 2-1）。

（1）G⁺菌：细胞壁较厚（20～80nm），主要由肽聚糖和磷壁酸构成。G^+ 菌细胞壁中肽聚糖层数多，15～50层，含量高，占细胞壁干重的 50%～80%。凡是能破坏肽聚糖结构或抑制其合成的物质，均可损伤细胞壁而使细菌变形或裂解。如青霉素、溶菌酶能干扰肽聚糖的合成，故对 G^+ 菌具有杀灭作用。

磷壁酸是 G^+ 菌特有的化学成分，磷壁酸具有黏附作用，与细菌致病性有关。磷壁酸抗原性很强，是 G^+ 菌重要的表面抗原。

（2）G⁻菌：细胞壁较薄（10～15nm），由肽聚糖和外膜构成。肽聚糖只有 1～2 层。外膜是 G^- 菌特有的化学成分，由内向外依次为脂蛋白、脂质双层、脂多糖。脂多糖是 G^- 菌的内毒素，与细菌的致病性有关。

表 2-1　G⁺菌和 G⁻菌细胞壁结构比较

细胞壁	G⁺菌	G⁻菌
强度	较坚韧	较疏松
肽聚糖层数	15～50层	1～2层
肽聚糖结构	聚糖骨架、四肽侧链、五肽交联桥	聚糖骨架、四肽侧链
肽聚糖含量	占细胞壁干重的50%～80%	占细胞壁干重的5%～20%
磷壁酸	+	－
外膜	－	+
溶菌酶作用	敏感	不敏感
青霉素作用	敏感	不敏感

细胞壁的功能：①维持细菌的固有形态；②参与细菌内外物质交换；③保护细菌抵抗低渗环境；④与细菌的致病性、免疫原性、药物敏感性及染色性有关。

2. 细胞膜　主要化学成分为脂类、蛋白质及少量多糖。膜内不含胆固醇是与真核细胞的区别点。

细胞膜的主要功能：①参与菌体内外物质交换；②参与细胞的呼吸过程；③是细菌生物合成的重要场所；④参与细菌分裂。形成中介体，多见于 G^+ 菌。

3. 细胞质　由细胞膜包裹的溶胶状物质，是细菌新陈代谢的主要场所。

（1）核糖体：又称核蛋白体，是细菌合成蛋白质的场所。

（2）质粒：细菌染色体外的遗传物质，控制细菌某些特定的遗传性状。重要的质粒有 F 质粒（致育性质粒）、R 质粒（耐药性质粒）。

（3）胞质颗粒：细菌细胞质中含有多种颗粒，多数为细菌营养贮存物质，也称为内含物。较常见的是白喉棒状杆菌异染颗粒。

4. 核质　细菌的遗传物质。细菌是原核细胞，无核膜和核仁，故称核质或拟核。控制细菌的生长繁殖、遗传和变异等，是细菌遗传变异的物质基础。

（二）细菌的特殊结构

指某些细菌特有的结构，包括荚膜、鞭毛、菌毛和芽孢等。

1. 荚膜（capsule）　某些细菌分泌并包绕在细胞壁外的一层较厚的黏液性物质。

荚膜的化学成分：多数为多糖，少数为多肽，个别是透明质酸。

荚膜形成：与环境条件相关，在动物体内或营养丰富的环境中易形成。

荚膜的意义：①抗吞噬作用，具有抵抗吞噬细胞的吞噬消化作用，与细菌致病性有关。②抗杀菌物质的损伤作用，可保护细菌免受溶菌酶、补体、抗体及抗菌药物等对其损伤。③具有免疫原性，可作为细菌鉴别和分型的依据。④黏附作用，荚膜彼此粘连，是引起感染的重要因素，如龋齿的形成。

2. 鞭毛（flagellum）　某些细菌菌体上附着的细而长、呈波状弯曲的丝状物。

鞭毛的分类：①单毛菌；②双毛菌；③丛毛菌；④周毛菌。

鞭毛的意义：①运动，鞭毛是细菌的运动器官。②具有免疫性，成分主要是蛋白质，通常称为鞭毛抗原（H抗原），可用于细菌的鉴别。③与致病性有关，可使菌体黏附于黏膜上皮细胞而导致病变。

3. 菌毛（pilus）　存在于许多 G^- 菌和少数 G^+ 菌菌体表面的比鞭毛更细、更短而直硬的丝状物。

按其功能分为：①普通菌毛，具有黏附作用，与细菌的致病性有关。②性菌毛（1～4根），可在细菌间传递遗传物质（质粒），使其获得相应的生物学性状，如耐药性。

4. 芽孢（spore）　又称芽胞，是某些细菌在一定环境条件下，细胞质脱水浓缩在菌体内形成的一个圆形或椭圆形小体，产生芽孢的细菌都是 G^+ 菌。

芽孢是细菌的休眠状态，当条件适宜时，一个芽孢只能发芽形成一个繁殖体。

芽孢的意义：①鉴别细菌；②抵抗力强。在临床护理实践中以杀灭芽孢为灭菌标准。杀灭芽孢的最可靠方法是高压蒸汽灭菌法。

三、细菌形态的检查方法

（一）不染色标本检查法

细菌标本用显微镜直接镜检就可观察活细菌的形态、动力和运动方式，称为不染色标本检查法。常用的有悬滴法和压滴法。

（二）染色标本检查法

细菌标本需经染色后再进行镜检称为染色标本检查法。染色标本检查的基本程序是涂片、干燥、固定、染色和镜检五个步骤。

1. 单染色法

2. 复染色法　常用的有革兰氏染色法、抗酸染色法等。

第二节　细菌的生长繁殖与变异

一、细菌的生长繁殖

（一）细菌生长繁殖的条件

1. 营养物质　含碳化合物、含氮化合物、无机盐类、生长因子等。

2. 酸碱度　大多数病原体最适的酸碱度为 pH 7.2～7.6。

3. 温度　多数病原体的生长最适温度为 37℃。

4. 气体　主要是氧气和二氧化碳。

根据细菌对氧的需求不同，可将细菌分为：

1. 专性需氧菌　必须在有氧的环境中才能生长。

2. 专性厌氧菌　只能在无氧状态下生长。

3. 兼性厌氧菌　在有氧或无氧环境中均能生长。

4. 微需氧菌　在低氧压（5%～6%）状态下生长最好，氧压过大，对其有抑制作用。

（二）细菌的繁殖方式与速度

1. 细菌的生长方式　无性二分裂方式。

2. 细菌的繁殖速度　大多数细菌 20～30min 繁殖一代，少数细菌繁殖速度较慢，如结核分枝杆菌需 18～20h 繁殖一代。

3. 细菌繁殖的规律（生长曲线）　细菌的生长过程可分为：迟缓期、对数生长期、稳定期和衰亡期（表 2-2）。

（三）细菌的人工培养

1. 培养基　用人工方法配制的、专供微生物生长繁殖使用的混合营养物制品，称为培养基。

按理化性状可分液体、半固体、固体培养基。

表 2-2　细菌生长曲线 4 个时期的特点

分期	细菌数	特点
迟缓期	基本不变	适应阶段,代谢活跃,产生酶、辅酶及必要中间产物
对数生长期	呈几何级数增长	生物学特征典型,适合细菌研究
稳定期	新增菌≈死亡菌	典型生物学性状改变,代谢产物堆积,可形成芽孢
衰亡期	死亡菌>活菌	生理代谢停滞,菌体形态衰变或畸形,难以辨认

按用途可分为基础培养基、营养培养基、选择培养基、鉴别培养基和厌氧培养基等。

2. 细菌在培养基中的生长现象

（1）液体培养基中的生长现象:均匀混浊生长、沉淀生长、膜状生长。

（2）固体培养基中的生长现象:形成菌落,一个菌落一般是由一个细菌繁殖形成。多个菌落融合在一起,称为菌苔。

（3）半固体培养基中的生长现象:①有鞭毛的细菌沿穿刺线向周围扩散呈羽毛状或云雾状生长。②无鞭毛的细菌只沿穿刺线生长。

3. 人工培养细菌的意义

二、细菌的代谢产物

（一）合成代谢产物及其意义

1. 热原质　又称致热原,是许多 G^- 菌和少数 G^+ 菌在代谢过程中合成的一种多糖,注入人体或动物体内能引起发热反应的物质。

G^- 菌的致热原是其细胞壁中的脂多糖,耐高温,121.3℃,20min 不被破坏。蒸馏法是除去热原质最好的方法。

2. 毒素和侵袭性酶　毒素是病原体在代谢过程中合成的、对机体有毒性的物质,包括外毒素和内毒素。侵袭性酶是某些病原体在代谢过程中产生的具有损伤机体组织,促使细菌侵袭和扩散的致病性物质。

3. 维生素　如人体肠道内的大肠埃希菌能合成维生素 B 族和维生素 K 等,可供人体吸收利用。

4. 抗生素　某些微生物在代谢过程中产生的一类能抑制或杀死其他微生物和肿瘤细胞的物质,称抗生素。

抗生素多数由放线菌或真菌产生,少数由细菌产生。目前广泛用于临床治疗细菌感染性疾病和肿瘤。

5. 细菌素　是某些细菌产生的仅对其近缘菌株有抗菌作用的蛋白质。多用于细菌的分型鉴定和流行病学调查。

6. 色素　有些细菌代谢过程中能合成色素,对细菌鉴别有一定意义。分为两类:①脂溶性色素,不溶于水,只存在于菌体。②水溶性色素,能扩散到培养基或周围环境中。

(二)分解代谢产物及其意义

不同细菌所含酶类不同,故分解糖和蛋白质的能力也不同,可利用细菌这些特性来鉴别细菌。

大肠埃希菌有乳糖分解酶,分解乳糖产酸产气,而伤寒沙门菌不能分解乳糖。

大肠埃希菌含有色氨酸酶,能分解色氨酸产生靛基质(吲哚),靛基质试验阳性,而产气肠杆菌无色氨酸酶,靛基质试验为阴性。

三、细菌的遗传与变异

(一)概念与类型

在一定的环境条件下,细菌的物种遗传物质和生物学性状保持相对稳定,且代代相传,称为细菌的遗传。在一定环境条件下,若细菌子代与亲代之间或子代与子代之间的生物学性状出现差异,称为变异。

(二)常见的细菌变异现象

1. 形态结构的变异　最常见的是细菌形态变异。荚膜、鞭毛、芽孢均可变异。

2. 毒力变异　强毒株变异为弱毒株,如卡介苗。

3. 耐药性变异　细菌对某种抗菌药物由敏感变成耐药的变异,称为耐药性变异。

(三)细菌遗传变异在医学上的应用

(郑小波)

第三节　细菌与外界环境

一、细菌的分布

(一)细菌在自然界的分布

1. 土壤中的细菌　土壤中的细菌数量大,种类多,尤其是距地面 $10 \sim 20cm$ 的土壤中,细菌数量最多。其中大多数对人类有益,但土壤中也有来自人和动物的排泄物及死于传染病的人和动物尸体中的病原体。

2. 水中的细菌 不同的水源及不同的存在状态,水中分布的细菌种类和数量均不同。水中的细菌来自土壤、尘埃、人和动物排泄物、污水及垃圾等。

3. 空气中的细菌 空气中细菌的种类和数量较少。空气中的细菌主要来自土壤、尘埃、人和动物的呼吸道及口腔排出物,常见的病原体有金黄色葡萄球菌、结核分枝杆菌、乙型溶血性链球菌等,可引起呼吸道传染病或伤口感染。此外,空气中的非病原体常是医药制剂、生物制品、培养基等污染的来源。

(二)细菌在正常人体的分布

1. 正常菌群 在正常人体的体表以及与外界相通的腔道中都寄居着不同种类和数量的微生物,这些微生物通常对人体无害甚至有益,是人体的正常微生物群,也称为正常菌群。

2. 正常菌群的生理意义 ①生物拮抗作用;②营养作用;③免疫作用。此外,正常菌群还有一定的抗癌及抗衰老作用等。

3. 机会致病菌 正常菌群与人体间的平衡状态在某些特定条件下可被打破,使原来不致病的正常菌群也能引起疾病,因此把这些细菌称为机会致病菌。

正常菌群转变为机会致病菌的特定条件:①寄居部位的改变;②机体免疫功能低下;③菌群失调。

由于某些因素的影响,使正常菌群中各种细菌的种类和数量发生较大幅度的变化,称为菌群失调。严重的菌群失调可使机体表现出一系列的临床表现称为菌群失调症。菌群失调症往往是在抗菌药物治疗原有感染性疾病过程中产生的另一种新感染,临床上又称二重感染。

二、消毒与灭菌

(一)基本概念

1. 消毒(disinfection) 杀死物体或环境中病原微生物的方法。

2. 灭菌(sterilization) 杀灭物体上所有微生物(包括病原微生物、非病原微生物以及细菌芽孢)的方法称为灭菌。

3. 防腐(anticorrosion) 防止或抑制微生物生长繁殖的方法称为防腐。

4. 无菌(asepsis)及无菌操作(asepsis operation) 无菌是指物体中无活的微生物存在。防止微生物进入机体或物体的操作技术,称为无菌操作。

(二)物理消毒灭菌法

1. 热力灭菌法 高温能使细菌的蛋白质和酶类发生凝固变性,核酸结构被破坏,导致细菌死亡。热力灭菌法分为干热灭菌法和湿热灭菌法两类。

（1）干热灭菌法

1）焚烧：只适用于废弃物品或动物尸体等。

2）烧灼：直接用火焰灭菌,适用于微生物学实验室的接种环、试管口、瓶口等的灭菌。

3）干烤：利用干烤箱加热进行灭菌,通常加热至 160~170℃经 2h,可达到灭菌的目的。适用于耐高温物品如玻璃器皿、瓷器、金属物品、药粉等的灭菌。

（2）湿热灭菌法

1）巴氏消毒法：方法有两种,①加热至 61.1~62.8℃ 30min；②加热至 71.7℃ 15~30s。常用于牛奶和酒类的消毒。

2）煮沸法：煮沸 100℃ 5min,可杀死细菌的繁殖体,杀死芽孢则需 1~2h。主要用于食具、注射器和一般外科器械的消毒。

3）流通蒸汽消毒法：用普通蒸笼或阿诺蒸锅进行消毒,加热温度至 80~100℃, 15~30min 可杀死细菌繁殖体,但不能杀死细菌的芽孢。

4）间歇灭菌法：把经过流通蒸汽消毒的物品放置在 37℃孵箱过夜,如此重复 3 次以上,可杀灭所有微生物,包括芽孢。常用于不耐高温的含糖、牛奶等培养基的灭菌。

5）高压蒸汽灭菌法：是一种最常用、最有效的灭菌方法。在高压蒸汽灭菌器进行,通常压力在 103.4kPa(1.05kg/cm²)时,灭菌器内温度可达 121.3℃,维持 15~20min,即可杀灭包括细菌芽孢在内的所有微生物。此法适用于耐高温、耐潮湿物品的灭菌。

2. 紫外线与电离辐射

（1）紫外线：波长在 200~300nm 的紫外线(包括日光中的紫外线)具有杀菌作用,其中以 265~266nm 杀菌力最强。紫外线杀菌的原理是细菌 DNA 的复制受到干扰,导致细菌变异或死亡。紫外线穿透力弱,只适用于物体的表面及空气的消毒。用于室内空气消毒时,有效距离不超过 2m,照射时间不少于 30min。

（2）电离辐射：高速电子、X 射线、γ 射线等具有较高的能量和穿透力,在足够剂量时,对各种细菌均有致死作用。常用于一次性不耐热的医用塑料制品如注射器、导管的消毒,亦可用于食品消毒。

3. 滤过除菌法　是用物理阻留的方法将液体或空气中的细菌、真菌除去,以达到无菌的目的。此法主要用于不耐高温的血清、抗毒素、抗生素等的除菌,但不能除去病毒和支原体。

（三）化学消毒灭菌法

1. 消毒剂　只能用于人体体表、医疗器械、排泄物和周围环境的消毒。

（1）常用消毒剂的种类与用途。

（2）影响消毒剂消毒灭菌效果的因素：①消毒剂的性质、浓度和作用时间；②微生物的种类与数量；③环境因素。

此外，消毒剂的消毒效果还受温度、酸碱度、穿透力等因素影响。

2. 防腐剂　抑制细菌生长的化学制剂，低浓度的消毒剂可用于防腐。

三、医院感染

（一）医院感染的概念及来源

1. 医院感染的概念　医院感染又称医院内感染或医院内获得性感染，是指在医院内获得并发生的一切感染，即患者在入院时不存在，也不处于感染的潜伏期，而是在入院后引起的感染，包括在医院内感染而在出院后才发病的患者，但不包括入院前已开始或入院时已处于潜伏期的感染。医院工作人员在医院内获得的感染也属于医院感染。

2. 医院感染的来源

（1）内源性感染（自身感染）

（2）外源性感染：包括交叉感染和环境感染。

（二）常见的医院感染及诱发因素

1. 常见的医院感染　①肺部感染；②尿路感染；③伤口感染；④病毒性肝炎；⑤皮肤及其他部位感染等。

2. 医院感染的诱发因素　①医院管理方面；②侵入性（介入性）诊治手段增多；③化疗与放疗；④药物使用；⑤环境污染严重等。

（三）医院感染的预防和控制

1. 加强宣传工作，提高患者和医护人员对医院感染的认识。

2. 严格执行医疗器械、器具的消毒工作技术规范。

3. 严格执行隔离技术规范。

4. 合理使用抗菌药物。

第四节 细菌的致病性与感染

一、细菌的致病性

细菌的致病性与其毒力、侵入数量和侵入途径有密切关系。

（一）细菌的毒力

1. 侵袭力 病原体突破机体的防御功能，在机体内定居、繁殖和扩散的能力称为侵袭力。构成侵袭力的物质基础是菌体表面结构（菌毛、荚膜）和侵袭性酶类等。

（1）菌毛等黏附素。

（2）荚膜和微荚膜。

（3）侵袭性酶类：如血浆凝固酶、透明质酸酶、链激酶等。

2. 毒素 细菌毒素按其来源、性质和作用等的不同，分为外毒素和内毒素两类。

（1）外毒素（exotoxin）：某些细菌在代谢过程中产生并分泌到菌体外的毒性物质，主要由革兰氏阳性菌产生，少数革兰氏阴性菌也可产生。外毒素的化学成分大多是蛋白质，性质不稳定。外毒素免疫原性强，可制成无毒的类毒素。

外毒素的毒性作用强，对机体的组织器官有选择性的毒性作用，引起特殊的临床症状。

（2）内毒素（endotoxin）：革兰氏阴性菌细胞壁中的脂多糖成分，只有当细菌死亡裂解或用人工方法破坏菌体后才能释放出来。内毒素的化学成分为脂多糖。耐热，须加热160℃ 2～4h才能破坏。内毒素免疫原性弱，不能制成类毒素。

内毒素对机体组织细胞的选择性不强，可引起发热反应、白细胞反应、内毒素血症与休克、弥散性血管内凝血（DIC）。

外毒素和内毒素的主要区别见表2-3。

表2-3 外毒素与内毒素的主要区别

区别要点	外毒素	内毒素
来源	革兰氏阳性菌和部分革兰氏阴性菌	革兰氏阴性菌
存在部位	多数在细菌细胞内合成并分泌至菌体外，少数于菌体裂解后释出	是细菌细胞壁成分，菌体裂解后释出
化学成分	蛋白质	脂多糖

区别要点	外毒素	内毒素
稳定性	不稳定,60~80℃ 30min 被破坏	稳定,160℃ 2~4h 才被破坏
免疫原性	强,刺激机体产生抗毒素,经甲醛处理可脱毒形成类毒素	弱,能刺激机体产生抗体,保护作用弱,甲醛处理后不能形成类毒素
毒性作用	强,对组织器官有选择性毒害作用,引起特殊症状	较弱,各菌的毒性作用大致相同,引起发热、白细胞反应、微循环障碍、休克、DIC 等

（二）细菌的侵入数量

侵入机体的细菌量与病原体的毒力强弱有关,一般情况下,细菌毒力越强,引起感染所需菌数越小,反之则需菌量大。

（三）细菌的侵入途径

不同细菌侵入机体的途径不同,一般情况下一种致病菌只有一种侵入门户,有些病原体可有多种侵入门户。根据病原体侵入门户的不同,可有下列传播方式和途径:

1. 呼吸道传播

2. 消化道传播

3. 皮肤黏膜创伤传播

4. 接触传播

5. 媒介节肢动物传播

6. 多途径传播

二、感染的来源与类型

（一）感染的概念

在一定条件下,病原体突破机体防御功能,侵入机体,与机体相互作用而引起的不同程度的病理过程称为感染。

（二）感染的来源

感染按其来源可分为外源性感染和内源性感染两种。

1. 外源性感染　指来源于宿主体外的感染。感染来源:①患者;②带菌者;③患病或带菌动物。

2. 内源性感染　指来自患者自身体内或体表的感染。

（三）感染的类型

1. **隐性感染** 又称亚临床感染。当机体的免疫力较强,侵入的病原体数量不多且毒力较弱时,感染后对机体的损害较轻,不出现或出现不明显的临床症状。

2. **显性感染** 又称传染病。当机体的免疫力较弱,侵入的病原体数量较多且毒力较强时,感染后对机体的组织细胞产生不同程度的病理损害或生理功能的改变,出现明显的临床症状和体征。

（1）根据病情缓急不同,可将显性感染分为:

1）急性感染:发病急,病程短,一般是数日至数周。

2）慢性感染:起病缓慢,病程长,可持续数月至数年。

（2）根据感染部位及性质不同,又可将显性感染分为:

1）局部感染:病原体侵入机体后,只局限在一定部位生长繁殖,引起局部病变。

2）全身感染:感染后,病原体及其毒性代谢产物向全身扩散,引起全身症状。

全身感染在临床上常见的类型包括:①毒血症,病原体只在入侵的局部组织生长繁殖,不入血流,其产生的毒素进入血流。②菌血症,病原体一时性或间断性侵入血流,但不在血中繁殖。③败血症,病原体侵入血流,并在其中生长繁殖,产生毒性代谢产物,引起严重的全身中毒症状。④脓毒血症,指化脓性细菌侵入血流后在其中大量繁殖,并随血流播散至全身其他组织或器官,引起新的化脓病灶。

3. **带菌状态** 机体在显性感染或隐性感染后,病原体并未立即消失,仍在体内继续存留一定时间,与机体免疫力处于相对平衡状态,称带菌状态。

（周　雪）

测试题

A1 型题

1. 测量细菌的常用单位是

    A. mm   B. μm

    C. nm   D. pm

    E. cm

2. **不属于**细菌的基本结构的是

    A. 细胞壁   B. 细胞膜

    C. 细胞质   D. 细胞器

    E. 核质

3. 细菌属于原核细胞型微生物的主要依据是
   A. 个体微小　　　　　　　　　B. 对抗生素敏感
   C. 二分裂繁殖　　　　　　　　D. 细胞器发育不完善
   E. 仅有原始的核,无核膜和核仁

4. 革兰氏阳性菌细胞壁的最主要成分是
   A. 脂类　　　　　　　　　　　B. 蛋白质
   C. 糖类　　　　　　　　　　　D. 脂蛋白
   E. 肽聚糖

5. 青霉素抗菌作用的机制是
   A. 切断肽聚糖的聚糖骨架　　　B. 破坏细菌细胞壁上的磷壁酸
   C. 损害细胞膜　　　　　　　　D. 干扰菌细胞蛋白质的合成
   E. 抑制肽聚糖的四肽链和五肽桥的连接

6. 最常用的细菌染色方法是
   A. 革兰氏染色法　　　　　　　B. 抗酸染色法
   C. 亚甲蓝染色法　　　　　　　D. 特殊染色法
   E. 墨汁负染法

7. 革兰氏阴性菌与其内毒素有关的成分是
   A. 肽聚糖　　　　　　　　　　B. 脂多糖
   C. 脂蛋白　　　　　　　　　　D. 脂质双层
   E. 磷壁酸

8. 细菌的革兰氏染色性不同主要是因为
   A. 形态不同　　　　　　　　　B. 营养需要不同
   C. 生理功能不同　　　　　　　D. 细菌细胞壁结构不同
   E. 致病性不同

9. 细菌的繁殖形式是
   A. 接合　　　　　　　　　　　B. 裂殖
   C. 孢子　　　　　　　　　　　D. 无性二分裂
   E. 复制

10. 鞭毛的主要作用是
    A. 与细菌的变异有关　　　　　B. 与细菌的抵抗力有关
    C. 与细菌的分裂繁殖有关　　　D. 与细菌的运动有关
    E. 与细菌的黏附有关

11. 具有抗吞噬作用的结构主要有
    A. 芽孢
    B. 菌毛
    C. 鞭毛
    D. 荚膜
    E. 中介体

12. 存在于细菌细胞壁外较厚的黏液性物质是
    A. 鞭毛
    B. 菌毛
    C. 荚膜
    D. 芽孢
    E. 细胞膜

13. 判断消毒灭菌是否彻底的主要依据是
    A. 繁殖体被完全消灭
    B. 芽孢被完全消灭
    C. 鞭毛蛋白变性
    D. 菌体 DNA 变性
    E. 是否有荚膜

14. 关于菌毛叙述**错误**的是
    A. 是细菌的运动器官
    B. 分为普通菌毛和性菌毛
    C. 性菌毛可传递质粒
    D. 普通菌毛与细菌的致病性有关
    E. 需用电子显微镜才能观察到

15. 细菌染色体以外的遗传物质是
    A. 核糖体
    B. 质粒
    C. 线粒体
    D. 高尔基体
    E. 叶绿体

16. 下列**不是**细菌基本形态的是
    A. 球形
    B. 杆状
    C. 螺形
    D. 梨形
    E. 弧形

17. 大多数病原体最适宜的酸碱度为
    A. 35℃
    B. 26℃
    C. 37℃
    D. 38℃
    E. 28℃

18. 大多数病原体生长的适宜 pH 为
    A. pH 6.5 ~ 6.8
    B. pH 7.2 ~ 7.6
    C. pH 8.2 ~ 8.6
    D. pH 8.0 ~ 9.2
    E. pH 5.0 ~ 6.0

19. 细菌生长繁殖所需的条件**不包括**
    A. 温度
    B. 营养物质
    C. 酸碱度
    D. 气体环境
    E. 光线

20. **不属于**细菌合成代谢产物的是
    A. 外毒素
    B. 内毒素
    C. 抗毒素
    D. 抗生素
    E. 色素

21. 大多数病原体属于
    A. 专性需氧菌
    B. 微需氧菌
    C. 专性厌氧菌
    D. 兼性厌氧菌
    E. 无需氧菌

22. 去除热原质最好的方法是
    A. 蒸馏法
    B. 高压蒸汽灭菌法
    C. 滤过法
    D. 巴氏消毒法
    E. 干烤法

23. 下列细菌代谢产物对人体**无害**的是
    A. 热原质
    B. 内毒素
    C. 外毒素
    D. 维生素
    E. 侵袭性酶

24. 研究细菌形态应选用细菌生长期的
    A. 稳定期
    B. 迟缓期
    C. 对数生长期
    D. 衰亡期
    E. 稳定期晚期

25. 下列细菌代谢产物中，与病原体的致病性**无关**的是
    A. 侵袭性酶
    B. 热原质
    C. 色素
    D. 内毒素
    E. 外毒素

26. 细菌合成代谢产物中与鉴定细菌有关的是
    A. 抗生素
    B. 细菌素
    C. 内毒素
    D. 热原质
    E. 维生素

27. 在流行病学调查时,可作为细菌分型依据的代谢产物是

  A. 抗生素   B. 细菌素

  C. 热原质   D. 抗毒素

  E. 色素

28. 观察细菌动力最常使用的培养基是

  A. 液体培养基   B. 半固体培养基

  C. 血琼脂平板培养基   D. 巧克力琼脂平板培养基

  E. 厌氧培养基

29. 人体内**无**微生物存在的部位是

  A. 呼吸道   B. 消化道

  C. 泌尿生殖道   D. 血液

  E. 外耳道

30. 消毒的含义是指

  A. 消除物品上的一切污秽

  B. 消灭除细菌芽孢外的各种病原微生物

  C. 杀灭物品上所有的微生物

  D. 杀灭物品上的芽孢

  E. 消灭包括细菌芽孢在内的各种病原微生物

31. 正常菌群转变为机会致病菌的特定条件**不包括**

  A. 定居部位改变   B. 大面积烧伤

  C. 大剂量应用糖皮质激素 D. 细菌毒力增强

  E. 不适当的抗菌药物治疗

32. 高压蒸汽灭菌法的温度和时间分别为

  A. 100℃ 10～20min   B. 121.3℃ 15～20min

  C. 80℃ 5～10min   D. 62℃ 30min

  E. 71.1℃ 15～30min

33. 杀灭物体表面所有微生物的方法称为

  A. 灭菌   B. 防腐

  C. 无菌操作   D. 消毒

  E. 无菌

34. 实验室常用干烤法灭菌的器材是

  A. 玻璃器皿   B. 移液器头

C. 滤菌器

D. 手术刀、剪

E. 橡皮手套

35. 湿热灭菌法中效果最好的是

    A. 高压蒸汽灭菌法

    B. 流通蒸汽法

    C. 间歇灭菌法

    D. 巴氏消毒法

    E. 煮沸法

36. 关于紫外线,下述**不正确**的是

    A. 能干扰细菌DNA合成

    B. 消毒效果与作用时间有关

    C. 常用于空气,物品表面消毒

    D. 对眼和皮肤有刺激作用

    E. 穿透力强

37. 煮沸消毒时,在水中加入后可将沸点提高至105℃的药物是

    A. 2%碳酸氢钠

    B. 2%亚硝酸钠

    C. 2%氢氧化钠

    D. 2%碳酸钠

    E. 2%乳酸钠

38. 消毒与灭菌的主要区别在于能否杀死

    A. 病原微生物

    B. 非致病微生物

    C. 芽孢

    D. 繁殖体

    E. 杆菌

39. 牛奶和酒类的消毒常用

    A. 巴氏消毒法

    B. 高压蒸汽灭菌法

    C. 流通蒸汽法

    D. 干烤

    E. 煮沸

40. 酒精消毒最适宜的浓度是

    A. 50%～65%

    B. 70%～75%

    C. 80%～85%

    D. 90%～95%

    E. 100%

41. 体温表消毒常用

    A. 石炭酸

    B. 来苏

    C. 苯扎溴铵

    D. 甲醛

    E. 70%～75%的乙醇

42. 对普通培养基的灭菌,宜采用

    A. 煮沸法

    B. 巴氏消毒法

C. 流通蒸汽灭菌法 D. 高压蒸汽灭菌法

E. 间歇灭菌法

43. 紫外线杀菌的最适波长为

A. 242nm B. 255nm

C. 265nm D. 286nm

E. 295nm

44. 适用于物体表面和空气灭菌的方法是

A. 干热灭菌法 B. 湿热灭菌法

C. 电离辐射灭菌法 D. 紫外线法

E. 超声波灭菌法

45. 手术用金属器械宜采用

A. 干热灭菌法 B. 高压蒸汽灭菌法

C. 电离辐射灭菌法 D. 紫外线法

E. 滤过除菌法

46. BCG 是结核分枝杆菌的变异株,这种变异属于

A. 形态结构的变异 B. 菌落的变异

C. 毒力的变异 D. 耐药性的变异

E. 对理化因素抵抗力的变异

47. S-R 变异是属于

A. 形态变异 B. 菌落变异

C. 鞭毛变异 D. 毒力变异

E. 荚膜变异

48. H-O 变异是属于

A. 形态变异 B. 菌落变异

C. 鞭毛变异 D. 毒力变异

E. 荚膜变异

49. 下列**不属于**细菌内毒素特点的是

A. 主要由 G^- 菌产生 B. 化学成分主要是脂多糖

C. 性质稳定 D. 对人体组织有选择性毒性作用

E. 免疫原性弱,不能被甲醛处理形成类毒素

50. 关于类毒素叙述正确的是

A. 细菌崩解后释放出的毒素 B. 细菌的合成代谢产物

C. 细菌的分解代谢产物   D. 外毒素经甲醛脱毒制成

E. 内毒素经甲醛脱毒制成

51. 关于消毒灭菌,下列叙述**错误**的是

A. 75%乙醇杀菌效果比100%乙醇好

B. 高压蒸汽灭菌法杀菌温度是121.3℃

C. 巴氏消毒法可杀死乳品中的病原体,但不能杀死所有细菌

D. 紫外线的穿透能力强,可以杀死所有空气里的细菌

E. 焚烧法是一种彻底的灭菌方法

52. 与细菌侵袭力**无关**的致病因素是

A. 黏附素   B. 荚膜

C. 血浆凝固酶   D. 外毒素

E. 透明质酸酶

53. 内毒素的主要成分是

A. 肽聚糖   B. 蛋白质

C. 脂蛋白   D. 核酸

E. 脂多糖

54. 有助于细菌在体内扩散的物质是

A. 荚膜   B. 菌毛

C. 血浆凝固酶   D. 透明质酸酶

E. K抗原

55. 与细菌侵袭力**无关**的物质是

A. 荚膜   B. 菌毛

C. 血浆凝固酶   D. 芽孢

E. 透明质酸酶

56. 细菌的毒力取决于细菌的

A. 基本结构   B. 特殊结构

C. 侵袭力和毒素   D. 分解代谢产物

E. 侵入途径

57. 能使细菌黏附到黏膜上皮细胞上的结构是

A. 菌毛   B. 肽聚糖

C. 鞭毛   D. 芽孢

E. 荚膜

58. 与细菌致病性**无关**的是

    A. 毒素   B. 血浆凝固酶

    C. 热原质   D. 抗生素

    E. 透明质酸酶

59. 病原体侵入血液，但未在其中繁殖，只是暂时性或一过性地经过血液到达适宜部位再繁殖致病，称为

    A. 败血症   B. 菌血症

    C. 毒血症   D. 脓毒血症

    E. 内毒素血症

60. 内源性感染的病原体来源于

    A. 医院   B. 患者体内

    C. 其他患者   D. 医护人员

    E. 医疗器械

61. 与内源性感染发生**无关**的是

    A. 患者免疫功能低下

    B. 滥用抗生素

    C. 诊断、治疗时，患者固有免疫受损

    D. 患者接触了带菌的污染物

    E. 患者正常菌群种类、数量发生变化

62. 以下与控制预防医院感染**无关**的措施是

    A. 重视医护人员的医德及专业知识教育

    B. 控制消毒灭菌的质量

    C. 合理使用抗生素

    D. 建立控制医院感染的制度

    E. 扩大医院规模，增加床位数量

63. 细菌在血液中大量繁殖，产生毒素，引起明显临床症状者，称为

    A. 毒血症   B. 菌血症

    C. 败血症   D. 脓毒血症

    E. 带菌者

64. 带菌者是指

    A. 病原体潜伏在体内，不向体外排菌者

    B. 感染后临床症状明显，并可感染他人者

C. 体内带有机会致病菌者

D. 体内正常菌群的数量超出了正常范围

E. 感染后临床症状消失，但体内病原体并未被彻底清除，并不断向体外排菌者

65. 关于内毒素的生物学作用叙述**不正确**的是

A. 发热反应 　　　　　　　B. 白细胞反应

C. 内毒素血症与休克 　　　D. 抗肿瘤

E. 微循环障碍

（周　雪）

第三章 | 免疫学基础

第一节 抗 原

一、抗原的概念与特性

（一）抗原的概念

抗原（antigen, Ag）是指能刺激机体免疫系统产生相应的免疫应答产物（抗体或效应淋巴细胞），并能与相应的免疫应答产物在体内或体外发生特异性结合的物质。

（二）抗原的特性

1. 免疫原性 抗原刺激机体发生免疫应答、产生抗体及效应淋巴细胞的特性。

2. 免疫反应性 也称抗原性，抗原与其相应的抗体或效应淋巴细胞发生特异性结合的特性。

完全抗原：同时具有免疫原性和免疫反应性的物质。

半抗原：不具有免疫原性但有免疫反应性的物质，又称不完全抗原。半抗原与载体蛋白质结合后，即具有了免疫原性，成为完全抗原。

（三）抗原的特异性

特异性：指抗原只能与刺激机体产生针对该抗原的免疫应答产物，且仅能与相应的免疫应答产物发生特异性结合。

抗原决定簇：又称表位，是抗原分子中决定抗原特异性的特殊化学基团，一般由几个到十几个氨基酸构成。

共同抗原：指两种抗原含有一种相同或相似的抗原决定簇，能与同一抗体发生反应。

交叉反应：指抗体或效应淋巴细胞不但能与诱导它们产生的抗原特异性结合，

而且也能与含有相同或相似抗原决定簇的其他抗原发生反应。

二、决定抗原免疫原性的条件

（一）异物性

某种物质若其化学结构与宿主的自身成分相异或机体的免疫细胞从未与它接触过，这种物质称为异物。异物性是构成抗原物质的首要条件。

1. 异种物质　生物间种族亲缘关系越远，组织成分和结构差异越大，免疫原性越强。

2. 同种异体物质　由于遗传差异，同种不同个体间组织细胞结构也存在差异，当这些物质进入另一个体，即可引起免疫反应。

3. 自身物质　自身成分结构发生改变或胚胎期处于隐蔽的自身物质释放，可成为自身抗原。

（二）一定的理化性状

1. 分子大小与化学组成

2. 分子构象和易接近性

三、医学上重要的抗原

（一）异种抗原

1. 微生物及其代谢产物

2. 动物免疫血清

3. 异嗜性抗原　存在于不同种属之间的共同抗原称异嗜性抗原。

（二）同种异型抗原

同种异型抗原指同一种属不同个体间所存在的不同抗原。

1. 红细胞血型抗原

（1）ABO 血型抗原

（2）Rh 血型抗原

2. 人类白细胞抗原（HLA）　人类的主要组织相容性抗原称为人类白细胞抗原（HLA）。

（三）自身抗原

1. 隐蔽的自身抗原　正常情况下某些自身物质与免疫系统相隔离，称为隐蔽抗原。

2. 修饰的自身抗原

（四）肿瘤抗原

1. 肿瘤特异性抗原

2. 肿瘤相关抗原

四、佐剂

先于抗原或同时注射入机体，能明显增强免疫应答或改变免疫应答类型的物质，称佐剂。

第二节　免疫球蛋白

一、概念

1. 抗体（antibody，Ab）　B 淋巴细胞受抗原刺激后增殖分化为浆细胞，由浆细胞产生的并能与相应抗原特异性结合的免疫球蛋白。

2. 免疫球蛋白（immunoglobulin，Ig）　具有抗体活性及化学结构与抗体相似的球蛋白统称为免疫球蛋白。

抗体是免疫球蛋白，而免疫球蛋白不一定都是抗体。抗体属于生物学功能概念，免疫球蛋白则属于化学结构概念。

二、免疫球蛋白的结构与功能

（一）免疫球蛋白的结构

1. 基本结构　由二硫键连接的四条肽链组成的对称结构，称为单体。包括两条重链（H 链）和两条轻链（L 链）。

（1）可变区（V 区）：与抗原特异性结合。

（2）恒定区（C 区）。

（3）铰链区：使免疫球蛋白分子由 T 型变为 Y 型，暴露 CH_2，便于结合补体。

2. 水解片段　用木瓜蛋白酶水解 IgG 单体，得到两个相同的抗原结合片段（Fab 段），和一个可结晶片段（Fc 段）。Fc 段具有激活补体、结合细胞、通过胎盘和黏膜的功能。

3. 分类　IgM、IgG、IgA、IgD、IgE。IgG、IgD、IgE 和血清型 IgA 均由单体组成；sIgA（分泌型）是由连接链（J 链）连接两个单体和一个分泌片构成；IgM 是由连接链

（J链）连接五个单体构成。

（二）免疫球蛋白的生物学功能

1. Fab 段的生物学功能

（1）中和作用

（2）抑制细菌吸附

2. Fc 段的生物学功能

（1）激活补体

（2）结合细胞

1）调理作用：在单核巨噬细胞膜上有 IgG 的 Fc 受体，当细菌与相应抗体 IgG 特异性结合后，IgG 的 Fc 段即可与单核巨噬细胞膜上的 Fc 受体结合，激活细胞内的调控机制，增强吞噬细胞对细菌的吞噬消化作用。

2）ADCC 作用：IgG 的 Fab 段与靶细胞表面抗原特异性结合后，IgG 的 Fc 段与自然杀伤细胞（NK 细胞）表面的 Fc 受体结合，介导 NK 细胞杀伤靶细胞，称为抗体依赖性细胞介导的细胞毒作用（ADCC）。

3）介导I型超敏反应

（3）穿过胎盘和黏膜：IgG 是人类唯一能通过胎盘的免疫球蛋白。黏膜表面的 sIgA 是呼吸道、消化道等黏膜局部免疫的主要因素。

三、五类免疫球蛋白的特性

五类免疫球蛋白的主要特性见表 3-1。

表 3-1　五类免疫球蛋白的比较

比较项目	IgG	IgA	IgM	IgD	IgE
存在形式	单体	单体、双体	五聚体	单体	单体
血清比例 /%	75～85	10～15	5～10	< 0.3	< 0.02
合成时间	出生后 3 个月	出生后 4～6 个月	胚胎末期	较晚	较晚
半衰期 /d	20～23	6	5	3	2
生物学特性	抗感染免疫的主要抗体；唯一能穿过胎盘的抗体	sIgA 是黏膜局部抗感染的主要抗体；初乳中含有 sIgA	早期重要的抗感染抗体	功能尚未清楚	介导I型超敏反应；抗寄生虫感染

（丛瑞华）

第三节 免疫系统

一、免疫器官

（一）中枢免疫器官

中枢免疫器官包括骨髓和胸腺，是免疫细胞发生、分化、发育和成熟的场所。

1. 骨髓 位于骨髓腔内，是造血器官，也是各种免疫细胞的发源地。是B淋巴细胞发生、分化、发育和成熟的场所。

2. 胸腺 位于胸腔上纵隔前部、胸骨后方。是T淋巴细胞发生、分化、发育和成熟的场所。

（二）外周免疫器官及组织

外周免疫器官及组织是免疫细胞定居和发生免疫应答的部位，包括脾脏、淋巴结和黏膜及皮肤相关淋巴组织。

1. 淋巴结 人体有500~600个淋巴结，主要功能是清除各个组织器官中的抗原物质，如病原微生物、肿瘤细胞等。淋巴结内有T、B淋巴细胞以及巨噬细胞。

2. 脾脏 是人体最大的外周免疫器官。脾脏主要清除血液内抗原物质以及自身衰老死亡的细胞。

3. 黏膜相关淋巴组织 主要包括扁桃体、阑尾、呼吸道、消化道及泌尿生殖道黏膜下分散的淋巴组织等。

二、免疫细胞

免疫细胞是指与免疫有关的细胞，包括T淋巴细胞、B淋巴细胞、NK细胞和抗原提呈细胞等。

T淋巴细胞、B淋巴细胞在抗原刺激下能够活化、增殖、分化、发生免疫应答，产生效应T淋巴细胞和抗体，故又称为免疫活性细胞。

（一）T淋巴细胞

T淋巴细胞是骨髓中的淋巴干细胞进入胸腺，在胸腺微环境作用下，分化发育成熟的淋巴细胞，故称为胸腺依赖性淋巴细胞。T细胞在介导适应性免疫应答的同时也参与免疫调节。

1. 主要表面标志

（1）T淋巴细胞抗原受体（TCR）：是T淋巴细胞膜上特异性识别抗原的结构。T淋巴细胞通过TCR与抗原物质特异性结合，构成启动免疫应答的信号。

（2）CD4：存在于部分T淋巴细胞表面，这些T淋巴细胞被称为CD4$^+$T淋巴细胞，CD4与抗原提呈细胞表面的MHCII类分子结合，协助TCR接受抗原。

（3）CD8：表面有CD8的T淋巴细胞称为CD8$^+$T淋巴细胞。CD8与抗原细胞膜上的MHCI类分子结合，参与CD8$^+$T淋巴细胞的活化增殖。

（4）CD2（绵羊红细胞受体）：是T淋巴细胞区别于B淋巴细胞的重要标志。CD2能与绵羊红细胞结合形成E花环，可以检测血液中T淋巴细胞的数量和比例。

2. 分类　按T淋巴细胞表面CD分子的不同，可分为CD4$^+$细胞和CD8$^+$细胞。

（1）CD4$^+$T细胞：主要为辅助性T细胞（thymus-dependent lymphocyte），能识别抗原肽-MHCII分子复合物。Th细胞可分化为Th1、Th2、Th3三类效应Th亚群。Th1细胞主要分泌细胞因子，引起炎症反应和IV超敏反应；Th2细胞主要是促进B细胞增殖分化后分泌抗体，引起体液免疫应答。Th3细胞具有免疫负调节作用，可抑制细胞免疫和体液免疫。

（2）CD8$^+$T细胞：是一类具有杀伤活性的效应细胞，称为杀伤性T细胞（Tc）或细胞毒性T细胞（CTL），能识别靶细胞表面的抗原肽-MHCI类分子复合物，通过使靶细胞裂解或靶细胞凋亡的机制，特异性杀伤肿瘤细胞或病毒感染的细胞。

（二）B淋巴细胞

B淋巴细胞是由骨髓中的淋巴干细胞在骨髓的微环境作用下发育成熟的，故称为骨髓依赖性淋巴细胞。B淋巴细胞介导体液免疫应答。

人类T细胞与B细胞的比较见表3-2。

表3-2　人类T细胞与B细胞的比较

比较要点	T淋巴细胞	B淋巴细胞
来源	胸腺	骨髓
分布	淋巴结中占75%、脾脏中占40%	淋巴结中占25%、脾脏中占60%
表面标志	TCR、CD4、CD8、CD2	BCR（SmIg）、MHC分子、CD32
分类	CD4$^+$T细胞、CD8$^+$T细胞	B1细胞、B2细胞
功能	介导细胞免疫、参与辅助体液免疫	介导体液免疫、参与抗原提呈

（三）NK 细胞

NK 细胞为自然杀伤细胞，其表面无抗原受体，无须抗原刺激活化就能直接杀伤抗原靶细胞，具有早期、直接、广泛等特点。

NK 细胞膜上有 IgG 的 Fc 受体，与抗原靶细胞结合的 IgG 还可以通过 Fc 段结合到 NK 细胞上，激发 NK 细胞活性，杀伤靶细胞。这种需要抗体辅助的杀细胞作用，称为抗体依赖性细胞介导的细胞毒作用，简称 ADCC 作用。

（四）抗原提呈细胞

抗原提呈细胞（APC）是指一些能捕获、加工处理抗原并将处理后的抗原肽传递给 T 淋巴细胞的细胞。主要包括单核巨噬细胞、树突状细胞、B 淋巴细胞。

三、免疫分子

免疫分子包括抗体、细胞因子和补体等多种参加免疫应答的生物活性物质。重要细胞因子的来源及作用见表 3-3。

表 3-3　几种细胞因子的来源及作用

细胞因子	产生细胞	生物学作用
白细胞介素 -1（IL-1）	单核巨噬细胞及其他基质细胞	促进 T、B 细胞活化、增殖；增强 NK 细胞、巨噬细胞活性；介导炎症反应；引起发热反应
白细胞介素 -2（IL-2）	活化 T 细胞、NK 细胞	促进 T、B 细胞增殖分化；增强 NK 细胞、Tc 细胞活性；诱导 LAK 形成
干扰素（IFN）	白细胞、成纤维细胞、活化 T 细胞、NK 细胞	抗病毒、抗肿瘤；参与免疫调节；增强 NK 细胞、巨噬细胞的活性；促进 T、B 细胞活化
肿瘤坏死因子（TNF）	单核巨噬细胞、活化 T 细胞	杀伤、抑制瘤细胞；抗病毒；参与免疫调节；促进炎症反应；引起发热反应；引发恶病质
集落刺激因子（CSF）	活化 T 细胞、单核巨噬细胞、血管内皮细胞及成纤维细胞	促进造血干细胞向各种免疫细胞分化；诱导干细胞体外培养形成集落
趋化因子	白细胞等	介导细胞迁移；调节血细胞发育、胚胎期器官发育、血管形成、细胞凋亡；参与肿瘤的发生、发展及移植排斥反应等
生长因子（GF）	多种细胞	调节细胞生长、分化；调节免疫功能

（梁艳丽）

第四节 免 疫 应 答

一、免疫应答的概念、类型、过程及特点

(一)免疫应答的概念

免疫应答指机体受到抗原物质刺激后,免疫细胞识别、摄取、处理抗原,继而活化、增殖、分化,最终产生一系列生物学效应的过程。

通过免疫应答维持机体的生理平衡和稳定,如抗感染和抗肿瘤等;但某些情况下免疫应答也可对机体造成伤害,引起超敏反应或其他免疫性疾病。

(二)免疫应答的类型

1. 体液免疫应答和细胞免疫应答 根据参与免疫应答细胞的种类及其效应机制不同,免疫应答可分为 T 细胞介导的细胞免疫应答和 B 细胞介导的体液免疫应答。

2. 正免疫应答和负免疫应答 根据免疫活性细胞对抗原异物刺激的反应结果不同,免疫应答可分为正免疫应答和负免疫应答。正免疫应答即通常所指的免疫应答,负免疫应答是指免疫活性细胞在抗原刺激下表现为特异性不应答状态,也称为免疫耐受。

3. 生理性免疫应答和病理性免疫应答 根据免疫应答结果是否对机体造成损伤,可分为生理性免疫应答和病理性免疫应答。

(三)免疫应答的基本过程

1. 感应阶段(提呈、识别抗原阶段) 该阶段包括抗原提呈细胞(APC)提呈抗原和 T、B 淋巴细胞表面受体识别抗原两个步骤。

2. 反应阶段(淋巴细胞活化、增殖阶段) 指 T、B 淋巴细胞接受抗原刺激后活化、增殖和分化的阶段。

3. 效应阶段(效应 T 细胞和抗体等发挥免疫作用的阶段) 包括浆细胞分泌抗体发挥体液免疫效应和效应 T 细胞及其释放的细胞因子发挥细胞免疫效应阶段。

(四)免疫应答的主要特点

1. 特异性 机体接受抗原刺激后,一般只产生对该抗原的特异性免疫应答,相应的免疫应答产物(抗体和效应 T 细胞)只能对该抗原和表达此抗原的靶细胞发挥作用。

2. 记忆性 在抗原特异性 T、B 淋巴细胞活化、增殖和分化阶段,有一部分 T、B

细胞停止分化,成为长寿命的免疫记忆细胞;当机体再次接受相同抗原刺激时,免疫记忆细胞可迅速增殖、分化,产生更强而持久的免疫应答。

3. MHC限制性　抗原的处理、提呈以及TCR对抗原的识别均需要自身MHC分子参与。

二、B细胞介导的体液免疫应答

体液免疫是指由B淋巴细胞介导的特异性免疫应答。

(一)抗体产生的一般规律

1. 初次应答　指抗原物质第一次进入机体引起的体液免疫应答。其特点是潜伏期长(1~2周);抗体含量少、效价低;抗体在体内维持时间短;主要为IgM类抗体,亲和力低。

2. 再次应答　机体再次接触相同抗原所产生的体液免疫应答。其特点是潜伏期短(1~2d);抗体含量多、效价高;抗体在体内维持时间长;主要为IgG类抗体,亲和力高。

3. 初次应答和再次应答均是先产生IgM,后产生IgG。IgM维持时间短,当IgM含量达到高峰开始下降时,才开始产生IgG。当IgG达高峰时,IgM基本消失。

抗体产生规律的临床意义:①指导预防接种,制订最佳计划免疫方案,可使免疫机体产生高效价、高亲和力的抗体;②血液中IgM升高可作为传染病早期感染诊断依据之一;③检测患者疾病早期和恢复期特异性抗体的效价,可了解病程及评估疾病转归。

(二)体液免疫的生物学效应

1. 中和作用

2. 抑制病原体吸附

3. 调理作用

4. ADCC作用

5. 激活补体

6. 免疫损伤作用

三、T细胞介导的细胞免疫应答

细胞免疫是指由T淋巴细胞介导的特异性免疫应答。

(一)效应T细胞的生物学效应

1. 效应CTL细胞的细胞毒作用　效应CTL细胞又称Tc细胞,能特异性杀伤靶细胞。此作用具有特异性、MHC限制性和高效性的特点。

2. 效应CD4 Th1细胞介导的炎症反应   效应Th1细胞与相应抗原特异性结合后通过释放细胞因子发挥作用。

（1）白细胞介素2（IL-2）的主要生物学效应：①促进APC活化；②促进CTL活化；③促进Th1细胞活化扩大细胞免疫效应。

（2）肿瘤坏死因子（TNF-β）的主要生物学效应：①引起炎症反应；②调理作用；③杀伤周围细胞。

（3）干扰素（IFN-γ）的主要生物学效应：①促进抗原提呈；②扩大免疫效应；③促进NK细胞活化；④调理作用，增强单核巨噬细胞杀伤能力。

（二）细胞免疫的作用

1. 抗感染   细胞内寄生的病原微生物，如结核分枝杆菌、麻风分枝杆菌、病毒及某些真菌等主要通过细胞免疫来清除。

2. 抗肿瘤   效应Tc细胞可直接杀伤带有相应抗原的肿瘤细胞，在抗肿瘤中起着极为重要的作用。

3. 免疫病理损伤   细胞免疫应答在器官移植排斥反应中起主要作用，降低细胞免疫应答功能可以减轻器官移植排斥反应。体液免疫与细胞免疫比较见表3-4。

表3-4　体液免疫与细胞免疫比较

比较项目	体液免疫	细胞免疫
介导细胞	B细胞	T细胞
作用对象	细胞外游离抗原	细胞性抗原
效应产物	抗体	效应Th1、Tc、细胞因子
作用范围	全身	局部
生物学效应	抗感染、抗肿瘤、介导Ⅰ型、Ⅱ型、Ⅲ型超敏反应及某些自身免疫病	抗细胞内寄生感染、抗肿瘤、介导Ⅳ型超敏反应及某些自身免疫病

四、免疫耐受

免疫耐受是指机体免疫系统接受某种抗原刺激后产生的特异性无应答状态。免疫耐受的形成主要是由抗原和机体两方面的因素决定的。

1. 抗原方面   小分子非聚合物抗原容易形成免疫耐受。抗原经静脉注射最易引起免疫耐受，腹腔注射次之，皮下、肌内注射最不易引起免疫耐受。

2. 机体方面　免疫耐受与机体免疫系统发育成熟程度有关,免疫系统越成熟,越不容易产生免疫耐受。胚胎期最易产生免疫耐受。长期使用免疫抑制剂容易使机体产生免疫耐受。

合理进行免疫耐受的人工诱导对自身免疫病、超敏反应和器官移植排斥反应的防治具有重要意义。

五、免疫调节

免疫调节是维持机体免疫功能处于正常状态的关键,机体主要通过以下几个方面来调节免疫应答:

1. 抗原、抗体的调节。
2. 免疫细胞的调节。
3. 神经 – 内分泌系统的调节。

第五节　抗感染免疫

抗感染免疫是机体抵抗病原生物感染的一系列防御功能。包括固有免疫和适应性免疫,两者相互配合,共同发挥抗感染的作用。

一、固有免疫

固有免疫是人类在长期的种系发育和进化过程中逐渐形成的抵抗病原生物侵害的功能,又称先天性免疫或天然免疫。

其特点是生来就有,可以遗传;人人都有,无个体差异;对病原生物广泛抵抗,无特异性。

机体的固有免疫由屏障结构、吞噬细胞、体液中的抗微生物物质三部分组成。

(一)屏障结构

1. 皮肤黏膜屏障　能够抵抗病原生物侵入、排除病原体,皮肤黏膜表面的正常菌群对病原微生物也具有拮抗作用,能阻止或限制外来微生物的定居和繁殖。

2. 血脑屏障　主要由软脑膜、脑毛细血管壁和壁外胶质膜组成。能阻止病原生物及其代谢产物从血液进入大脑或脑脊液,从而保护中枢神经系统。小儿血脑屏障发育不完善,因此,较成人更易发生颅内感染。

3. 血胎屏障　由母体子宫内膜的基蜕膜和胎儿绒毛膜滋养层细胞共同组成。

能防止病原生物及代谢物从母体进入胎儿体内，保护胎儿免受感染。妊娠前三个月的血胎屏障发育尚不完善，孕妇如感染某种病原生物，可经胎盘进入胎儿体内，导致胎儿畸形、流产、死胎等。

（二）吞噬细胞

1. 吞噬细胞　包括血液中的单核细胞、中性粒细胞和组织中的巨噬细胞。

2. 吞噬的结果　吞噬活动发生后，其结果并非总对机体有利，有时也可造成一定损害。

（1）完全吞噬：吞噬病原体后，病原体被完全消化、破坏。

（2）不完全吞噬：某些病原体（如结核分枝杆菌）虽被吞噬或吞饮，却不被杀灭。

（3）损伤组织：在吞噬过程中，吞噬细胞向胞外释放过剩溶酶体酶可损伤组织。

（4）提呈抗原：吞噬细胞吞入病原微生物后，对病原微生物进行消化降解，将抗原肽与MHC分子结合并表达于吞噬细胞膜上，激发免疫应答。

（三）体液中的抗微生物物质

1. 补体（complement，C）　补体是存在于正常人或动物体液中的一组具有酶活性的球蛋白。

（1）补体的组成：补体的成分较复杂，包括30多种可溶性蛋白和膜结合蛋白，因此又称为补体系统。主要成分有C1～C9、D、B、P因子等。

（2）性质：不稳定，56℃ 30min即可失去活性，此称为补体的灭活，正常情况下补体无免疫活性，需被激活才有免疫作用。

（3）补体系统的激活：补体系统的激活是补体各成分在激活物质的作用下，按一定顺序、通过连锁反应来完成的。

补体系统激活的途径主要有经典途径和旁路途径。两种途径的激活物质、激活顺序、参与成分、发生免疫作用的特点都有不同（表3-5）。

表3-5　经典途径与旁路途径的比较

项目	经典途径	旁路途径
激活物质	抗原抗体复合物	细菌脂多糖、酵母多糖等
参与成分	C1～C9	C3、C5～C9、B、D、P因子
激活顺序	C1、C4、C2、C3、C5～C9	C3、C5～C9
激活时间	晚，需抗体产生后才能被激活	早，细菌进入机体后立即被激活
免疫作用	参与特异性体液免疫的效应阶段	参与固有免疫，在感染早期起作用

（4）补体系统的生物学作用

1）溶细胞作用

2）调理作用

3）炎症递质作用

2. 溶菌酶 由巨噬细胞产生的一种碱性蛋白质，广泛分布于血清及泪液、唾液、鼻涕等多种分泌液中，其作用是溶解破坏革兰氏阳性菌的细胞壁成分——肽聚糖，使细菌裂解，从而杀伤细菌。

3. 干扰素（IFN） 由病毒感染的细胞或效应 T 细胞等产生的一种糖蛋白，作用于邻近细胞后能诱导细胞产生抗病毒蛋白，抑制病毒的复制，从而能保护易感细胞，限制病毒的扩散。另外，干扰素还可激活 NK 细胞、Tc 细胞和单核巨噬细胞。

二、适应性免疫

适应性免疫又称特异性免疫，是个体在生活过程中，受某种病原微生物等抗原物质刺激引起的免疫应答，或被直接输入特异性抗体等免疫物质所形成的免疫力。

其特点是后天获得，不能遗传，有明显的针对性、记忆性和个体差异，故又称为获得性免疫。机体的适应性免疫包括体液免疫和细胞免疫。

（一）体液免疫抗感染的特点

1. 通过抗体来清除病原微生物，参与的抗体类型是 IgG、IgM、sIgA，在抗感染中起主要作用的是 IgG。

2. 既可发挥直接抗感染作用（中和细菌外毒素，中和病毒），也可发挥间接抗感染作用（抗体与病原体结合后，联合补体、吞噬细胞等将病原体清除）。

3. 主要对细胞外生长的病原体起作用，对胞内微生物和真菌、寄生虫等较大的病原体较难发挥抗感染作用。

（二）细胞免疫抗感染的特点

1. 通过效应细胞发挥作用。$CD8^+$ Tc 能直接杀伤靶细胞；$CD4^+$ Th1 能释放淋巴因子，通过激活巨噬细胞、NK 细胞杀伤受感染的靶细胞。

2. 产生免疫效应缓慢，需 48～72h 发挥作用。

3. 主要针对细胞内病原微生物的感染发挥作用，如病毒、真菌、结核分枝杆菌、沙门氏菌、军团菌等。

（刘忠立）

A1 型题

1. 免疫的概念简单的表述是
   - A. 机体抗感染过程
   - B. 机体对病原微生物的防御能力
   - C. 清除和杀灭自身突变的细胞
   - D. 机体识别和清除抗原性异物的功能
   - E. 机体清除自身损伤或衰老细胞的功能

2. 半抗原的特点是
   - A. 既没有免疫原性，也没有抗原性
   - B. 有抗原性，无免疫原性的物质
   - C. 既具有免疫原性又具有抗原性的物质
   - D. 可刺激机体产生低度的免疫应答
   - E. 与蛋白质载体结合可获得抗原性

3. 对人体而言，ABO 血型抗原是
   - A. 共同抗原
   - B. 异种抗原
   - C. 自身抗原
   - D. 同种异型抗原
   - E. 异嗜性抗原

4. 存在于不同种属的共同抗原称为
   - A. 同种异型抗原
   - B. 异种抗原
   - C. 异嗜性抗原
   - D. 独特型抗原
   - E. 自身抗原

5. 与外毒素具有相同免疫原性的物质是
   - A. 干扰素
   - B. 抗毒素
   - C. 类毒素
   - D. 抗生素
   - E. 细菌素

6. 决定抗原特异性的是
   - A. 抗原的异物性
   - B. 大分子物质
   - C. 同种异体物质
   - D. 自身物质
   - E. 抗原决定簇

7. 以下属于半抗原的物质是
   A. 外毒素
   B. 细菌素
   C. 类毒素
   D. 青霉素
   E. 抗毒素

8. 关于类毒素正确的是
   A. 有免疫原性,有毒性
   B. 有免疫原性,无毒性
   C. 无免疫原性,有毒性
   D. 无免疫原性,无毒性
   E. 与外毒素完全相同

9. Rh 血型抗原是
   A. 异种抗原
   B. 修饰的自身抗原
   C. 同种异型抗原
   D. 共同抗原
   E. 异嗜性抗原

10. 肿瘤相关抗原正确的是
    A. 肿瘤时不表达的抗原
    B. 正常时不表达的抗原
    C. 某一肿瘤细胞特有的抗原
    D. 正常时低表达而肿瘤时高表达的抗原
    E. 正常时和肿瘤时都高表达的抗原

11. 动物免疫血清
    A. 是半抗原
    B. 是抗体
    C. 是抗原
    D. 既是抗原又是抗体
    E. 既不是抗原也不是抗体

12. 与异体器官移植有关的抗原物质是
    A. 异种抗原
    B. 隐蔽的自身抗原
    C. 肿瘤相关抗原
    D. 同种异型抗原
    E. 异嗜性抗原

13. 免疫球蛋白的基本结构是由
    A. 四条肽链和分泌片组成
    B. 两条多肽链组成
    C. 二硫键连接的两条重链和两条轻链组成
    D. 四条多肽链组成
    E. 二硫键连接的一条重链和两条轻链组成

14. 关于免疫球蛋白和抗体的描述正确的是

    A. 免疫球蛋白包括抗体

    B. 免疫球蛋白就是抗体

    C. 抗体不一定都是免疫球蛋白

    D. 所有抗体都是免疫球蛋白,所有免疫球蛋白也都是抗体

    E. 免疫球蛋白与抗体无关

15. 抗体与抗原结合的部位是

    A. C 区   B. Fc 段

    C. H 链   D. L 链

    E. Fab 段

16. 唯一能通过胎盘的免疫球蛋白是

    A. IgA   B. IgG

    C. IgD   D. IgM

    E. IgE

17. 天然的血型抗体主要是

    A. IgG   B. IgA

    C. IgD   D. IgM

    E. IgE

18. 血清中含量最高的免疫球蛋白是

    A. IgG   B. IgA

    C. IgD   D. IgM

    E. IgE

19. 参与黏膜局部免疫的主要抗体是

    A. IgG   B. sIgA

    C. IgD   D. IgM

    E. IgE

20. 在脐血中数值升高,即提示胎儿可能发生宫内感染的物质是

    A. IgA   B. IgE

    C. IgM   D. IgG

    E. IgD

21. 相对分子量最大和结合抗原数目最多的 Ig 是

    A. IgA   B. IgG

C. IgM   D. IgD

E. IgE

22. 参与 I 型超敏反应的 Ig 是

A. IgG   B. IgE

C. IgM   D. IgD

E. IgA

23. 下列属于抗体的是

A. 病原微生物   B. 青霉素

C. 外毒素   D. 类毒素

E. 抗毒素

24. 关于抗毒素的描述，正确的是

A. 抗毒素是细菌产生的一种毒性物质

B. 可中和与易感细胞结合的外毒素毒性作用

C. 可中和游离外毒素的毒性作用

D. 是外毒素经甲醛处理后获得的产物

E. 可中和细菌内毒素的毒性作用

25. 关于免疫球蛋白的功能，**错误**的是

A. 激活补体

B. 特异性结合抗原

C. 与抗原结合后直接杀伤抗原

D. 可与某些细胞表面的 Fc 受体结合

E. 穿过胎盘和黏膜

26. 免疫系统的组成是

A. 中枢免疫器官、外周免疫器官

B. 免疫细胞、黏膜免疫系统、中枢免疫器官

C. 中枢免疫器官、免疫细胞、皮肤免疫系统

D. 免疫分子、黏膜免疫系统、皮肤免疫系统

E. 免疫器官、免疫细胞、免疫分子

27. 外周免疫器官**不包括**

A. 骨髓   B. 淋巴结

C. 脾脏   D. 黏膜伴随淋巴组织

E. 扁桃体

28. 人类 B 细胞分化成熟的场所是

    A. 胸腺　　　　　　　　　　　　B. 骨髓

    C. 淋巴结　　　　　　　　　　　D. 脾脏

    E. 法氏囊

29. 人类 T 细胞分化成熟的部位是

    A. 骨髓　　　　　　　　　　　　B. 胸腺

    C. 法氏囊　　　　　　　　　　　D. 脾脏

    E. 淋巴结

30. 人类最大的外周免疫器官是

    A. 骨髓　　　　　　　　　　　　B. 胸腺

    C. 扁桃体　　　　　　　　　　　D. 淋巴结

    E. 脾脏

31. 下列出现于 T 细胞表面的标志是

    A. BCR　　　　　　　　　　　　B. CD19

    C. CD20　　　　　　　　　　　 D. CD2

    E. CD40

32. B 细胞表面的抗原受体是

    A. TCR　　　　　　　　　　　　B. mIg

    C. CD28　　　　　　　　　　　 D. Fc 受体

    E. CD2

33. 表面带有 IgG Fc 受体, 具有 ADCC 作用的是

    A. 树突状细胞　　　　　　　　　B. 中性粒细胞

    C. B 细胞　　　　　　　　　　　D. NK 细胞

    E. T 细胞

34. 免疫活性细胞是指

    A. NK 细胞　　　　　　　　　　B. 巨噬细胞

    C. 单核细胞　　　　　　　　　　D. T 细胞和 NK 细胞

    E. T 细胞和 B 细胞

35. 具有抗病毒、抗肿瘤, 参与免疫调节作用的是

    A. 干扰素　　　　　　　　　　　B. 肿瘤坏死因子

    C. 集落刺激因子　　　　　　　　D. 趋化因子

    E. 生长因子

36. 能与绵羊红细胞结合形成E花环的是
    A. 巨噬细胞   B. T 细胞
    C. NK 细胞   D. B 细胞
    E. 抗原提呈细胞

37. 能分化成浆细胞产生抗体的是
    A. T 细胞   B. B 细胞
    C. NK 细胞   D. APC
    E. 肥大细胞

38. 体液免疫中初次应答的特点是
    A. 抗体以 IgG 类为主   B. 抗体亲和力较高
    C. 免疫效果维持时间短   D. 抗体产生潜伏期较短
    E. 免疫效果维持时间长

39. 再次应答中免疫力形成快的原因是
    A. 记忆细胞的存在   B. T 细胞数目的增加
    C. 巨噬细胞数目的增加   D. 细胞因子介入
    E. B 细胞数目的增加

40. 对肿瘤细胞杀伤作用最强的细胞是
    A. B 细胞   B. T 细胞
    C. 浆细胞   D. 巨噬细胞
    E. NK 细胞

41. 可特异性杀伤病毒感染细胞的是
    A. Th 细胞   B. 巨噬细胞
    C. Tc 细胞   D. Ts 细胞
    E. NK 细胞

42. 关于固有免疫的特点, **不正确**的是
    A. 对所有微生物都发挥作用   B. 可遗传
    C. 无特异性   D. 作用迅速
    E. 经微生物感染后才出现

43. 阻挡母体病原微生物进入胎儿体内的防线是
    A. 皮肤黏膜屏障   B. 补体
    C. 血胎屏障   D. 吞噬细胞
    E. 血脑屏障

44. 不完全吞噬是指
    A. 只吞噬细菌的一部分　　　　　B. 细菌不能被吞噬
    C. 细菌被吞入，但不能被杀灭　　D. 不必吞入即能杀灭
    E. 细菌吞入后被杀灭

45. 妊娠前 3 个月母体被病毒感染后，胎儿易发生畸形的原因是
    A. 皮肤屏障发育不完善　　　　　B. 血胎屏障发育不完善
    C. 血－脑屏障发育不完善　　　　D. 胸腺发育未成熟
    E. 外周免疫器官发育未完善

46. 既有吞噬杀菌作用又有抗原提呈作用的细胞是
    A. Tc 细胞　　　　　　　　　　B. B 细胞
    C. 中性粒细胞　　　　　　　　　D. 单核巨噬细胞
    E. NK 细胞

47. **不属于**非特异性免疫的是
    A. 干扰素　　　　　　　　　　　B. 抗体
    C. 吞噬细胞　　　　　　　　　　D. 溶菌酶
    E. 补体

48. 补体经典激活途径的激活物质是
    A. 脂多糖　　　　　　　　　　　B. 抗原－抗体复合物
    C. 抗体　　　　　　　　　　　　D. CH3
    E. 抗原

49. 临床上输血反应发生溶血的原因是
    A. 干扰素的存在　　　　　　　　B. NK 细胞的参与
    C. 溶菌酶的作用　　　　　　　　D. 补体的参与
    E. Tc 细胞的作用

第四章 | 临 床 免 疫

第一节　超 敏 反 应

超敏反应（hypersensitivity）是指机体再次接受相同抗原刺激时所发生的一种以生理功能紊乱或组织损伤为主的病理性免疫应答，又称变态反应。变应原指引起超敏反应的抗原。

分型：根据超敏反应的发生机制、临床特点，可将超敏反应分为四型：Ⅰ型超敏反应（速发型超敏反应）、Ⅱ型超敏反应（细胞毒型或细胞溶解型超敏反应）、Ⅲ型超敏反应（免疫复合物型或血管炎型超敏反应）、Ⅳ型超敏反应（迟发型超敏反应）。

一、Ⅰ型超敏反应

（一）发生机制

1. 致敏阶段

（1）变应原刺激 B 细胞产生 IgE 抗体。

（2）IgE 的 Fc 段与肥大细胞或嗜碱性粒细胞膜表面 Fc 受体结合。

2. 发敏阶段

（1）当变应原再次进入机体，与肥大细胞和嗜碱性粒细胞表面上 IgE 结合形成桥联。

（2）肥大细胞和嗜碱性粒细胞脱颗粒，释放和合成活性介质。

储备介质：组胺、激肽原酶。

新产生介质：白三烯、前列腺素、血小板活化因子。

3. 效应阶段　平滑肌收缩、腺体分泌增加、毛细血管扩张且血管壁通透性增加。

（二）特点

1. 症状发生快，消退也快，症状可出现在局部，也可发生在全身。
2. 通常只导致机体生理功能紊乱，极少引起组织损伤。
3. 参与的抗体为IgE，参与的细胞主要是肥大细胞、嗜碱性粒细胞，无补体参加。
4. 有明显个体差异和遗传倾向。

（三）常见疾病

1. 全身过敏性反应
（1）药物过敏性休克：青霉素是引起过敏性休克最常见的药物，此外头孢菌素、链霉素、普鲁卡因等药物也可引起。
（2）血清过敏性休克：破伤风抗毒素、白喉抗毒素。
2. 呼吸道过敏反应　支气管哮喘、过敏性鼻炎。
3. 消化道过敏反应　恶心、呕吐、腹痛、腹泻等。
4. 皮肤过敏反应　荨麻疹、湿疹和神经血管性水肿。

（四）防治原则

1. 查明变应原，并避免接触
（1）询问病史。
（2）皮肤试验。
2. 脱敏治疗
（1）异种免疫血清脱敏治疗：适合于抗毒素皮试阳性但又必须注射者。
（2）特异性变应原脱敏治疗：适合于已查明对某种物质过敏，但又难以避免接触该物质的个体。
3. 药物治疗
（1）抑制生物活性介质的合成和阻断其释放。
（2）拮抗生物活性介质。
（3）改变效应器官的反应性。

二、Ⅱ型超敏反应

（一）发生机制

1. 变应原
（1）异嗜性抗原。
（2）同种异型抗原。
（3）被感染和理化因素所致改变的自身抗原。

（4）吸附了外来抗原、半抗原的组织细胞。

2. 抗体、补体和效应细胞的作用

（1）激活补体，溶解靶细胞。

（2）激活单核巨噬细胞，产生调理作用，杀伤靶细胞。

（3）激活 NK 细胞，产生 ADCC 作用，杀伤靶细胞。

（二）特点

1. 导致靶细胞溶解，靶细胞主要是血细胞。

2. 参与的抗体为 IgG、IgM，参与的细胞是单核巨噬细胞、中性粒细胞、NK 细胞、有补体参加。

（三）常见疾病

1. 输血反应，多发生于 ABO 血型不符的错误输血。

2. 新生儿溶血病，多见于 Rh^- 孕妇所产 Rh^+ 胎儿。

3. 自身免疫性溶血性贫血。

4. 药物过敏性血细胞减少症。

三、Ⅲ型超敏反应

（一）发生机制

1. 中等大小可溶性免疫复合物的形成与沉积。

（1）可溶性抗原与相应抗体结合形成免疫复合物。

（2）当抗原量稍多于抗体量时，形成中等大小可溶性免疫复合物，较长时间存在于血液循环中，随血流沉积于血压较高且血流缓慢的毛细血管。

2. 免疫复合物沉积引起的组织损伤。

（1）补体的作用。

（2）中性粒细胞的作用。

（3）血小板的作用。

（二）特点

1. 变应原多为可溶性抗原。

2. 由中等大小可溶性免疫复合物沉积于小血管的基底膜引起。

3. 参与的抗体是 IgG、IgM、IgA，且有补体参加。

4. 主要病理变化是以中性粒细胞浸润为主的小血管及其周围组织炎症。

（三）常见疾病

1. 局部免疫复合物病　阿蒂斯（Arthus）反应和类阿蒂斯反应。

2. 全身免疫复合物病　肾小球肾炎、血清病、类风湿关节炎、系统性红斑狼疮（SLE）。

四、Ⅳ型超敏反应

（一）发生机制

1. T细胞致敏　当变应原进入机体后，刺激T细胞分化成为致敏淋巴细胞：CD4$^+$ Th1细胞和CD8$^+$ Tc细胞。

2. 效应阶段　当机体再次接触相同变应原时，致敏T细胞中的CD8$^+$ Tc能释放穿孔素和颗粒酶直接使靶细胞裂解或凋亡，引起组织损伤；CD4$^+$ Th1能释放多种细胞因子如IL-2、IFN-γ等，使病变部位出现以淋巴细胞、单核细胞浸润为主的炎症反应，活化的单核巨噬细胞释放溶酶体酶导致局部组织损伤。

（二）特点

1. 发生缓慢（24～72h），消退慢。

2. 由T细胞介导，无抗体和补体参与。

3. 病理特征是以单核细胞、淋巴细胞浸润为主的炎症反应。

4. 大多无个体差异。

（三）常见疾病

1. 传染性超敏反应。

2. 接触性皮炎。

3. 移植排斥反应。

上述四型超敏反应的比较见表4-1。

表4-1　Ⅰ～Ⅳ型超敏反应的比较

型别	免疫类型	参与分子与细胞	反应速度	常见疾病
Ⅰ型（速发型）	体液免疫	IgE、肥大细胞、嗜碱性粒细胞	数秒至30min	过敏性休克、呼吸道、消化道、皮肤过敏反应
Ⅱ型（细胞毒型）	体液免疫	IgG、IgM、补体、单核巨噬细胞、NK细胞	数小时	输血反应、新生儿溶血病、过敏性血细胞减少症
Ⅲ型（免疫复合物型）	体液免疫	IgG、IgM、补体、中性粒细胞	数小时至数天	血清病、急性肾小球肾炎、类风湿关节炎
Ⅳ型（迟发型）	细胞免疫	CD8$^+$ Tc、CD4$^+$ Th1	1～3d	感染性迟发型超敏反应、接触性皮炎、移植排斥反应

第二节　免疫学检测

一、抗原或抗体检测

（一）抗原或抗体检测的原理

抗原或抗体检测的原理是在一定条件下（温度、pH、离子浓度等），抗原与相应抗体在体外可发生特异性结合，并出现肉眼可见现象。

（二）抗原或抗体检测的类型

1. 凝集反应　颗粒性抗原（如细胞、细菌等）与相应抗体在一定条件下出现的肉眼可见的凝集现象。

（1）直接凝集反应：颗粒性抗原与相应抗体直接结合出现的凝集反应。

（2）间接凝集反应：将可溶性抗原吸附于某种与免疫无关的颗粒表面，使可溶性抗原转变为颗粒性抗原，然后再与相应抗体反应则可出现凝集现象。

2. 沉淀反应　可溶性抗原（如血清蛋白、细菌滤液、组织浸出液等）与相应抗体在一定条件下形成的肉眼可见的沉淀现象。如单向免疫扩散。

3. 免疫标记技术　用荧光素、酶、放射性核素等物质标记抗原或抗体再进行的抗原抗体反应。常用的方法有免疫荧光技术、酶免疫技术和放射免疫技术。临床应用较为广泛的是酶免疫技术中的酶联免疫吸附试验（ELISA），如酶联免疫吸附试验双抗夹心法，其原理是已知抗体→待测抗原→酶标记抗体→酶底物。

二、免疫细胞功能测定

1. 淋巴细胞的数量检测
2. 淋巴细胞的功能检测

第三节　免疫学防治

一、免疫预防

（一）人工主动免疫

人工主动免疫是给机体输入疫苗、类毒素等抗原物质，经过一定时间，使机体自动产生特异性免疫力的方法。

1. 人工主动免疫所用的制剂

（1）死疫苗。

（2）活疫苗。

（3）类毒素。

2. 人工主动免疫的特点

（二）人工被动免疫

人工被动免疫是指给机体输入抗体或细胞因子等制剂，使机体立即获得某种特异性免疫力的方法。

1. 人工被动免疫所用的制剂

（1）抗毒素。

（2）人免疫球蛋白。

2. 人工被动免疫的特点

人工主动免疫与人工被动免疫的比较见表4-2。

表4-2 人工主动免疫和人工被动免疫的比较

项目	人工主动免疫	人工被动免疫
输入物质	抗原	主要是抗体
产生免疫力时间	慢（2~3周）	快（输入即生效）
免疫力维持时间	数月至数年	2~3周
主要用途	预防	治疗或紧急预防

二、免疫治疗

（一）免疫调节

免疫调节是通过使用免疫调节物质，人为地干预机体的免疫功能，使机体免疫功能达到或接近正常水平，包括免疫增强疗法和免疫抑制疗法。免疫增强疗法常用制剂有细胞因子制剂如IL-2、微生物制剂如卡介苗、化学合成制剂如左旋咪唑、中草药如人参等。免疫抑制疗法常用制剂有环孢素A、肾上腺糖皮质激素环磷酰胺、硫唑嘌呤、抗MHC单抗等。

（二）免疫重建

免疫重建是将造血干细胞或淋巴细胞移植给免疫缺陷的个体，使后者的免疫功能全部或部分得到恢复,它包括骨髓移植和免疫效应细胞输注。

骨髓移植:自体骨髓移植、异体骨髓移植和干细胞移植。

免疫效应细胞输注:一种方式是将正常供者的致敏淋巴细胞输给受者;另一种方式是取出自体淋巴细胞,经体外增殖、激活后回输到体内。

(三)免疫替代

免疫替代是因机体缺乏某种免疫活性物质,通过向机体输入该物质,从而维持机体的免疫功能。

测试题

A1 型题

1. **不能**引起 I 型超敏反应的是

    A. 牛奶   B. 植物花粉

    C. 青霉素   D. 自身变性 IgG 分子

    E. 鸡蛋

2. 当患者需要注射抗毒素而又对其过敏时,可采取的治疗措施是

    A. 先小量注射类毒素,再大量注射抗毒素

    B. 先用抗过敏药,再注射抗毒素

    C. 联合注射类毒素和抗毒素

    D. 脱敏注射

    E. 先用抗菌药,再注射抗毒素

3. **没有**抗体参与的疾病是

    A. 类风湿关节炎   B. 接触性皮炎

    C. 药物热   D. 特应性皮炎

    E. 血清过敏性休克

4. 与Ⅲ型超敏反应**无关**的是

    A. 抗体   B. 补体

    C. 中性粒细胞   D. 血小板

    E. CTL

5. 参与Ⅳ型超敏反应的成分是

    A. IgG   B. IgE   C. C5a

    D. C3a   E. CTL

6. 属于Ⅰ型超敏反应的疾病是

    A. 接触性皮炎   B. 新生儿溶血病

    C. 系统性红斑狼疮   D. 过敏性休克

    E. 类风湿关节炎

7. 应用之前**不需要**进行皮内试验的是

    A. 青霉素   B. 链霉素

    C. 有机碘   D. 普鲁卡因

    E. 生理盐水

8. 临床上检测变应原最常用的方法是

    A. 询问病史   B. 皮内试验

    C. 皮肤斑贴试验   D. 血清 IgE 测定

    E. 肥大细胞数量检测

9. 防止对某种食物再次过敏的最好方法是

    A. 脱敏   B. 食用后，服用抗过敏药

    C. 进行过敏反应试验   D. 避免吃这种食物

    E. 食用烹调好的这种食物

10. 脱敏治疗可用于

    A. 冷空气过敏   B. 食物过敏

    C. 青霉素过敏   D. 接触性皮炎

    E. 破伤风抗毒素皮试阳性者

11. 氯苯那敏抗过敏的原理是

    A. 稳定肥大细胞   B. 松弛平滑肌

    C. 抑制肥大细胞脱颗粒   D. 灭活组胺

    E. 拮抗组胺

12. 关于Ⅱ型超敏反应机制，**错误**的叙述是

    A. 激活补体溶解靶细胞   B. ADCC 作用杀伤靶细胞

    C. 调理作用吞噬靶细胞   D. 中性粒细胞释放溶酶体酶

    E. 抗体直接杀伤靶细胞

13. 细胞毒型超敏反应是指

    A. Ⅰ型   B. Ⅱ型

    C. Ⅲ型   D. Ⅳ型

    E. 各型

14. 关于Ⅱ型超敏反应的特点，**不正确**的是
    A. 导致靶细胞溶解　　　　　　B. 参与的抗体是 IgE
    C. 常损害血细胞　　　　　　　D. 有补体参与
    E. 单核巨噬细胞、NK 细胞、中性粒细胞参与

15. 由于 ABO 血型不符而引起的输血反应属于
    A. Ⅰ型超敏反应　　　　　　　B. Ⅱ型超敏反应
    C. Ⅲ型超敏反应　　　　　　　D. Ⅳ型超敏反应
    E. 各型超敏反应

16. 属于Ⅱ型超敏反应的是
    A. 新生儿溶血病　　　　　　　B. 系统性红斑狼疮
    C. 血清病　　　　　　　　　　D. 接触性皮炎
    E. 青霉素过敏性休克

17. 新生儿溶血病最可能发生于
    A. Rh 阳性母亲再次妊娠，胎儿血型为 Rh 阳性
    B. Rh 阳性母亲首次妊娠，胎儿血型为 Rh 阳性
    C. Rh 阴性母亲再次妊娠，胎儿血型为 Rh 阴性
    D. Rh 阴性母亲再次妊娠，胎儿血型为 Rh 阳性
    E. Rh 阴性母亲初次妊娠，胎儿血型为 Rh 阴性

18. 关于Ⅲ型超敏反应的叙述，**不正确**的是
    A. 中等大小的可溶性免疫复合物引起
    B. 免疫复合物沉积于毛细血管壁
    C. 通过激活补体导致组织损伤
    D. 病损器官组织较固定
    E. 参与的抗体主要是 IgE、IgG 等

19. Ⅲ型超敏反应性疾病中引起组织损伤作用最强的细胞是
    A. T 细胞　　　　　　　　　　B. 中性粒细胞
    C. 血小板　　　　　　　　　　D. 淋巴细胞
    E. 单核细胞

20. 免疫复合物沉积引起血管炎的主要原因是
    A. 组胺和白三烯的释放　　　　B. 血小板凝聚
    C. 细胞毒性 T 细胞的作用　　　D. 肥大细胞脱颗粒
    E. 中性粒细胞释放的溶酶体酶作用

21. 属于Ⅲ型超敏反应的疾病是

    A. 新生儿溶血病   B. 输血反应

    C. 类风湿关节炎   D. 接触性皮炎

    E. 青霉素过敏性休克

22. T细胞介导的超敏反应是

    A. Ⅰ型超敏反应   B. Ⅱ型超敏反应

    C. Ⅲ型超敏反应   D. Ⅳ型超敏反应

    E. 速发型超敏反应

23. 关于Ⅳ型超敏反应,下列选项正确的是

    A. 以中性粒细胞浸润为主的炎症   B. 发生后24～72h达到反应高峰

    C. 有补体参与   D. 有抗体参与

    E. 以单个核细胞浸润为主的炎症

24. 以下**不属于**迟发型超敏反应的是

    A. 接触性皮炎   B. 干酪性肺炎

    C. 移植排斥反应   D. 血清病

    E. 结核菌素皮肤试验阳性

25. 既无抗体也无补体参加的超敏反应是

    A. Ⅰ型   B. Ⅱ型

    C. Ⅲ型   D. Ⅳ型

    E. 细胞毒型超敏反应

26. 抗原抗体检测的基本原理是

    A. 抗原与抗体可发生特异性结合

    B. 抗原与抗体结合是可逆的

    C. 抗原与抗体结合为非共价键

    D. 抗原与抗体结合是可见的

    E. 抗原与抗体结合受电解质、酸碱度和温度影响

27. 凝集反应和沉淀反应的本质区别在于

    A. 所用溶液不同   B. 支持物不同

    C. 检测的抗体不同   D. 检测的抗原物理性质不同

    E. 辅助试剂不同

28. 定量检测患者外周血免疫球蛋白常用的方法是

    A. 间接血凝试验   B. 双向琼脂扩散

C. 单向琼脂扩散　　　　　　　　D. 外斐反应

E. ELISA

29. ELISA 双抗体夹心法的原理是

A. 待检抗原→已知抗体→酶标记抗体→酶底物

B. 待测抗原→已知抗体→酶标记抗体→酶底物

C. 已知抗体→待测抗原→酶标记抗体→酶底物

D. 待测抗体→已知抗原→酶标记抗体→酶底物

E. 已知抗原→酶标记抗体→待测抗体→酶底物

30. 淋巴细胞转化试验用来测定

A. 对疾病的易感性　　　　　　　B. 体液免疫功能

C. 细胞免疫功能　　　　　　　　D. 对抗原刺激的反应性

E. T 细胞数量检测

31. 对死疫苗叙述**有误**的是

A. 病原体灭活制成　　　　　　　B. 免疫力低

C. 不良反应小　　　　　　　　　D. 易保存

E. 只需接种一次

32. 对活疫苗叙述**错误**的是

A. 用减毒或无毒活病原体制成　　B. 一般只需接种一次

C. 比死疫苗更安全　　　　　　　D. 不易保存

E. 不良反应较大

33. 注射以下物质属于人工自动免疫的是

A. 破伤风抗毒素　　　　　　　　B. 青霉素

C. 卡介苗　　　　　　　　　　　D. 白喉抗毒素

E. 人免疫球蛋白

34. 用于人工被动免疫的制剂是

A. 活疫苗　　　　　　　　　　　B. 抗毒素

C. 类毒素　　　　　　　　　　　D. 死疫苗

E. 卡介苗

35. 人工被动免疫的特点是

A. 输入的是抗原　　　　　　　　B. 产生免疫力慢

C. 免疫力维持时间长　　　　　　D. 主要用于疾病预防

E. 输入的是抗体

36. 属于免疫增强剂的是
   A. 卡介苗
   B. 环孢素
   C. 肾上腺糖皮质激素
   D. 环磷酰胺
   E. 硫唑嘌呤

37. 属于免疫抑制剂的是
   A. IL-2
   B. 环孢素
   C. 卡介苗
   D. 左旋咪唑
   E. 人参

38. 免疫重建是给患者输入
   A. 巨噬细胞
   B. NK 细胞
   C. 树突状细胞
   D. 造血干细胞
   E. 抗体

A2 型题

39. 注射青霉素引起过敏性休克,血压下降,是由血管活性物质引起的生物学效应,以下这种生物学效应**无关**的是
   A. 支气管平滑肌收缩
   B. 腺体分泌增加
   C. 毛细血管扩张
   D. 血管通透性增加
   E. 穿孔素和颗粒酶使靶细胞裂解或凋亡

40. 一外伤患者,如伤口被泥土污染,急需注射破伤风抗毒素血清,皮试发现过敏,需采用的主要防治措施是
   A. 色甘酸钠阻止肥大细胞脱颗粒
   B. 生物活性介质拮抗剂苯海拉明
   C. 肾上腺素
   D. 异种免疫血清脱敏疗法
   E. 特异性变应原脱敏疗法

41. 糖尿病患者由于反复注射胰岛素,在注射局部出现红肿、出血、坏死等剧烈的炎症反应是
   A. 类风湿关节炎
   B. 类 Arthus 反应
   C. 血清病
   D. 免疫复合物型肾小球肾炎
   E. SLE

42. 使用化妆品后24h出现面部水肿、渗出、痒痛,应属于
   A. Ⅰ型超敏反应
   B. Ⅱ型超敏反应
   C. Ⅲ型超敏反应
   D. Ⅳ型超敏反应
   E. 速发型超敏反应

（43～47题共用题干）

患者，女，28岁，因外出春游去植物园，出现咳嗽、咳痰伴喘息1d入院。体检：体温36.5℃，脉搏90次/min，呼吸28次/min，血压110/80mmHg，喘息貌，口唇发绀，肺部可闻及广泛哮鸣音。

43. 该患者最可能的诊断是

    A. 肺炎   B. 支气管扩张

    C. 支气管哮喘   D. 肺心病

    E. 心功能不全

44. 该患者发病最可能的诱因是

    A. 花粉   B. 尘螨

    C. 动物皮屑   D. 病毒感染

    E. 精神因素

45. 该疾病最有可能发生机制是

    A. Ⅰ型超敏反应   B. Ⅱ型超敏反应

    C. Ⅲ型超敏反应   D. Ⅳ型超敏反应

    E. Ⅰ型和Ⅲ型超敏反应

46. 为明确诊断，临床上最常用的检测方法是

    A. 补体检测   B. 皮内试验

    C. 皮肤斑贴试验   D. 血清IgE测定

    E. 肥大细胞数量检测

47. 为避免该病再次发生，患者应采取的措施是

    A. 定期服用抗过敏药   B. 加强身体锻炼

    C. 脱敏治疗   D. 定期进行血清IgE测定

    E. 尽量避免与该花粉接触

（48～49题共用题干）

患者，女，18岁，因发热、咳嗽来院就诊。经医生检查后，诊断为感冒、急性支气管炎，欲给予抗感冒药和青霉素治疗，但该患者青霉素皮试阳性。

48. 你认为正确的处理方法是

    A. 青霉素脱敏注射   B. 停用抗生素

    C. 换用其他抗生素   D. 继续使用青霉素

    E. 使用小剂量青霉素

49. 该处理依据的原理是

    A. Ⅰ型超敏反应   B. Ⅱ型超敏反应

    C. Ⅲ型超敏反应   D. Ⅳ型超敏反应

    E. Ⅰ～Ⅳ型超敏反应

（50～51题共用题干）

    患者，女性，29岁，分娩产下的婴儿发生新生儿溶血，经检查发现婴儿血型为Rh阳性，孕妇为Rh阴性。

50. 婴儿发生新生儿溶血的原理是

    A. Ⅰ型超敏反应   B. Ⅱ型超敏反应

    C. Ⅲ型超敏反应   D. Ⅳ型超敏反应

    E. Ⅰ～Ⅳ型超敏反应

51. 关于该病下述描述**不正确**的是

    A. 该孕妇可能为经产妇

    B. 引起新生儿溶血的抗体为新生儿自己产生IgG抗体

    C. 引起新生儿溶血的抗体为来自母体的IgG抗体

    D. 分娩后72h内给母体注射抗Rh阳性血清，可预防该病的发生

    E. 补体参与该病的发病机制

（52～53题共用题干）

    患者，男，19岁，因治疗需要注射大量破伤风抗毒素，10d后出现疲乏、头痛、肌肉和关节酸痛。实验室检查尿蛋白阳性，血清中免疫球蛋白水平正常，补体（C3）含量下降。

52. 该患者最可能的诊断是

    A. 肾小球肾炎   B. 血清病

    C. 类风湿关节炎   D. 局部免疫复合物病

    E. 风湿性关节炎

53. 产生此临床表现最可能的原因是

    A. 由破伤风抗毒素与外毒素结合形成免疫复合物沉积引起

    B. 由破伤风外毒素引起的过敏反应

    C. 由抗毒素与相应抗体结合形成的免疫复合物沉积引起

    D. 由破伤风抗毒素引起的迟发型超敏反应

    E. 由Tc引起局部组织损伤

（54~55题共用题干）

患者,女,44岁,2004年6月进行肾移植手术。半年后发生移植排斥反应。

54. 移植排斥反应损伤机制属于

    A. Ⅰ型超敏反应   B. Ⅱ型超敏反应

    C. Ⅲ型超敏反应   D. Ⅳ型超敏反应

    E. 不属于超敏反应

55. 移植后排斥反应检测中,检测的最重要细胞是

    A. NK 细胞   B. 单核细胞

    C. $CD4^+$ T 和 $CD8^+$ T   D. 肥大细胞

    E. 中性粒细胞

（宋军华）

第五章 | 常见病原体

第一节　化脓性球菌

一、葡萄球菌属

（一）主要生物学特性

葡萄球菌为革兰氏阳性、葡萄串状排列的球菌。在普通琼脂平板上形成圆形、凸起、光滑的有色菌落，分为金黄色葡萄球菌、表皮葡萄球菌和腐生葡萄球菌三种，金黄色葡萄球菌能产生凝固酶，致病性最强。该菌抵抗力强于其他无芽孢菌。

（二）致病性

1. 致病物质　凝固酶、葡萄球菌溶素、杀白细胞素、肠毒素。
2. 所致疾病　化脓性感染、食物中毒、假膜性肠炎。

（三）防治原则

注意个人卫生，保持皮肤清洁，创伤应及时消毒处理；严格无菌操作，防止医源性感染；加强食品卫生管理；合理使用抗生素，根据药敏试验选择药物治疗。

二、链球菌属

（一）主要生物学特性

链球菌的抗原构造较复杂，主要有核蛋白抗原、多糖抗原、M蛋白抗原。根据溶血现象分甲型溶血性链球菌、乙型溶血性链球菌、丙型链球菌，乙型溶血性链球菌的致病性最强。根据C抗原的不同，可将链球菌分为A、B、C、D、E等20个群，对人致病的90%属于A群。

（二）致病性

1. 致病物质有脂磷壁酸、M蛋白、致热外毒素、菌溶血素、透明质酸酶、链激酶、链道酶。故链球菌引起的化脓性感染病灶与周围界限不清，易于扩散，脓汁稀薄。

2. 乙型溶血性链球菌所致疾病有化脓性感染、猩红热、风湿热和急性肾小球肾炎。甲型溶血性链球菌可引起亚急性细菌性心内膜炎。

（三）标本的采集与检查

检测患者血清中抗O抗体含量，效价≥400有助于风湿热或肾小球肾炎的诊断。

三、其他常见化脓性球菌

（一）肺炎链球菌

菌体呈矛头状，在机体内能形成厚荚膜（为主要致病物质），通过呼吸道传播，主要引起大叶性肺炎。

（二）脑膜炎奈瑟菌

致病物质有内毒素、荚膜、菌毛。通过呼吸道传播，引起流行性脑脊髓膜炎。主要表现有发热、头痛、呕吐、颈项强直、畏光等。

（三）淋病奈瑟球菌

通过性接触和间接接触被污染物如水、毛巾、浴盆、衣物等引起泌尿生殖道的化脓性感染（即淋病），主要表现为尿频、尿急、尿痛、尿道或宫颈口流脓等症状；新生儿可经产道感染，引起淋病性结膜炎，可用1%硝酸银预防。

第二节　肠 道 杆 菌

一、埃希菌属

（一）致病性

1. 致病物质有黏附素、肠毒素、K抗原。

2. 所致疾病有肠道内感染和肠道外感染两种。

（二）卫生学意义

我国现行生活饮用水卫生标准规定，生活饮用水不得检出大肠埃希菌。

二、沙门菌属

（一）致病性与免疫性

1. 沙门菌具有一定的侵袭力，并通过内毒素和肠毒素致病。

2. 所致疾病有肠热病、食物中毒和败血症等。肠热病病后可获牢固免疫力。

（二）标本的采集与检查

1. 标本采集　肠热病第 1 周取静脉血；第 2 周起取粪便和尿液；全程可取骨髓。食物中毒取吐泻物和可疑食物。败血症取血液。

2. 肥达反应可以辅助诊断伤寒或副伤寒。

三、志贺菌属

（一）分类

志贺菌属根据抗原及生化反应不同分为四群

A 群（痢疾志贺菌）、B 群（福氏志贺菌）、C 群（鲍氏志贺菌）、D 群（宋氏志贺菌）。志贺菌是细菌性痢疾的病原体。我国流行的细菌性痢疾主要由福氏志贺菌引起，其次为宋氏志贺菌。

（二）致病性

1. 致病物质　主要有菌毛、内毒素和外毒素。

2. 所致疾病

（1）急性细菌性痢疾：典型症状为排黏液脓血、里急后重。急性中毒性痢疾主要表现为全身中毒症状，病死率高。

（2）慢性细菌性痢疾。

四、变形杆菌属

变形杆菌属细菌在固体培养基上呈迁徙生长现象。

临床上常用变形杆菌代替立克次体作为抗原与可疑斑疹伤寒或恙虫病患者血清作凝集试验，以辅助诊断立克次体病，此试验称外斐反应。

第三节 弧菌属

一、霍乱弧菌

霍乱弧菌分为古典生物型和埃托(El-Tor)生物型两个生物型。

(一)主要生物学特性

菌体呈弧形、鱼群状排列、穿梭样运动,革兰氏阴性。该菌耐碱怕酸。

(二)致病性与免疫性

1. 致病物质有菌毛、鞭毛和霍乱肠毒素。

2. 所致疾病是霍乱,典型症状为剧烈腹泻及呕吐,粪便呈米泔水样。病后可获得牢固免疫力,主要是肠道局部黏膜的sIgA起保护作用。

二、副溶血性弧菌

是我国沿海地区食物中毒中最常见的一种病原体。

第四节 厌氧性细菌

厌氧性细菌包括厌氧芽孢梭菌和无芽孢厌氧菌。

一、破伤风梭菌

(一)致病性

1. 致病条件　本菌主要经伤口感染,其感染的重要条件是伤口的厌氧微环境。一般窄而深的伤口、有泥土或异物污染的伤口、局部组织缺血,坏死组织多的伤口、同时伴需氧菌或兼性厌氧菌感染的伤口均易形成厌氧微环境,利于细菌芽孢出芽繁殖,产生毒素,毒素侵入血液引起毒血症。该菌无侵袭力,仅在伤口局部繁殖。

2. 致病物质　破伤风痉挛毒素。

3. 所致疾病　破伤风,潜伏期平均为7～14d。

(二)防治原则

对儿童、军人和其他易受外伤的人群,可注射破伤风类毒素进行预防。对受伤者应用 3% 过氧化氢正确清洗伤口,及时清创扩创,防止厌氧微环境的形成;伤口较深或有污染者,应注射破伤风抗毒素(TAT),作紧急预防。注射前,应先做皮肤过敏试验,必要时可用脱敏疗法。在治疗时,用抗毒素中和血液中游离的外毒素,用抗生素杀灭伤口处的破伤风梭菌,用镇静、解痉药对症治疗。

二、产气荚膜梭菌

1. 致病物质　本菌具有荚膜及多种侵袭性酶,侵袭力强,并能产生毒性强烈的外毒素,因此入侵创口后造成严重的局部感染及全身中毒。

2. 所致疾病　气性坏疽和食物中毒。

三、肉毒梭菌

1. 致病物质　为肉毒毒素,是目前已知毒性最强的毒物,比氰化钾强 1 万倍,对人的致死量约为 0.1μg。

2. 所致疾病　食物中毒和婴儿肉毒病。

四、无芽孢厌氧菌

无芽孢厌氧菌引起的感染属内源性感染,感染可遍及全身,呈慢性过程;无特定病型,多为化脓性感染;分泌物或脓汁黏稠,血色或棕黑色,有恶臭,有时有气体;长期使用氨基糖苷类抗生素(如链霉素)治疗无效;分泌物涂片查见细菌,但普通培养无细菌生长。

第五节　分枝杆菌属

一、结核分枝杆菌

(一)主要生物学特性

菌体为细长略弯的杆状,抗酸染色呈红色。该菌生长缓慢,在固体培养基上培养 2～4 周才出现乳白或米黄色、干燥、菜花状粗糙型菌落。该菌耐酸、耐碱、耐干燥,对湿热、紫外线及 70%～75% 乙醇敏感:卡介苗(BCG)广泛用于结核病的预防。

(二)致病性

1. 致病物质　脂质(索状因子、磷脂、硫酸脑苷脂、蜡质D)、蛋白质、荚膜。

2. 所致疾病 可经呼吸道、消化道或皮肤破损处侵入机体,引起多种器官的结核病,以肺结核最为多见。

(三)结核菌素试验

结核菌素试验是用结核菌素测定机体对结核分枝杆菌有无迟发型超敏反应的一种皮肤试验。常规取 0.1ml 纯蛋白衍生物(PPD),注入受试者前臂屈侧皮内,48~72h 后观察结果。阳性表示感染过结核分枝杆菌或接种过卡介苗;3 岁以下强阳性反应者,应视为有新近感染的活动性结核病;阴性除提示没有结核菌感染外,还见于感染初期(4~8 周内)或机体细胞免疫功能低下时。

二、麻风分枝杆菌

麻风分枝杆菌是麻风的病原体,患者是唯一传染源。经破损皮肤黏膜、呼吸道及密切接触传播。病原体主要侵犯皮肤黏膜及周围神经。

第六节 其他病原性细菌

一、铜绿假单胞菌

可产生水溶性绿色色素。通过空气、医疗器械、接触传播,常引起呼吸道、外伤、各种导管和内窥镜检查等化脓性感染。

二、幽门螺杆菌

尿素酶丰富,可迅速分解尿素产生氨。通过粪－口途径传播,引发慢性胃炎、胃和十二指肠溃疡,甚至胃癌。

三、白喉棒状杆菌

有明显异染颗粒,致病物质是白喉外毒素,引起白喉。百白破三联疫苗可有效预防,用白喉抗毒素进行紧急预防和治疗。

四、布鲁氏菌

常引起母畜传染性流产;人与病畜、带菌动物接触或食用病畜肉及乳制品均可被感染,引起人类"波浪热"。

五、鼠疫耶氏菌

是鼠疫的病原体。鼠疫是我国法定的甲类传染病，人被携带鼠疫耶氏菌的鼠蚤叮咬后感染，可通过人蚤叮咬或呼吸道在人群间传播流行。鼠疫有腺鼠疫、肺鼠疫、败血症鼠疫。

测试题

A1 型题

1. 血浆凝固酶主要作用是
   A. 促进细菌在体内扩散
   B. 由表皮葡萄球菌产生
   C. 增强细菌抗吞噬能力
   D. 与 IgG 抗体的 Fc 段非特异性结合
   E. 水解透明质酸

2. 金黄色葡萄球菌所致局部化脓性感染，其脓汁黄而稠、化脓灶多局限，与周围组织界限明显，主要由于病原体产生
   A. 透明质酸酶　　　　　　　　B. 血浆凝固酶
   C. 耐热核酸酶　　　　　　　　D. 链激酶
   E. 链道酶

3. 引起大叶性肺炎的病原体是
   A. 嗜肺军团菌　　　　　　　　B. 乙型溶血性链球菌
   C. 肺炎支原体　　　　　　　　D. 肺炎衣原体
   E. 肺炎链球菌

4. 链球菌属中致病力最强的是
   A. 甲型溶血性链球菌　　　　　B. 乙型溶血性链球菌
   C. 丙型链球菌　　　　　　　　D. B 群链球菌
   E. 厌氧性链球菌

5. 破伤风梭菌的主要致病物质是
   A. 痉挛毒素　　　　　　　　　B. 红疹毒素
   C. 内毒素　　　　　　　　　　D. 肠毒素
   E. 溶血毒素

6. 破伤风属于
   A. 脓血症   B. 毒血症
   C. 菌血症   D. 败血症
   E. 化脓性感染

7. 深部创伤患者为紧急预防破伤风应注射
   A. 破伤风抗毒素   B. 破伤风类毒素
   C. 破伤风外毒素   D. 抗生素
   E. 干扰素

8. 破伤风特异性治疗应用
   A. 抗生素   B. 抗毒素
   C. 类毒素   D. 细菌素
   E. 破伤风菌苗

9. 破伤风患者注射大量破伤风抗毒素的目的是
   A. 杀死破伤风梭菌   B. 中和游离的外毒素
   C. 缓解骨骼肌痉挛   D. 中和与神经结合的毒素
   E. 抑制破伤风梭菌产生外毒素

10. 目前已知的毒性最强的毒素是
    A. 破伤风痉挛毒素   B. 葡萄球菌肠毒素
    C. 霍乱肠毒素   D. 志贺毒素
    E. 肉毒毒素

11. 肠道杆菌共有的生物学特性**错误**的是
    A. 革兰氏阳性菌   B. 大多是肠道中的正常菌群
    C. 不形成芽孢   D. 仅靠形态、染色性不易区别
    E. 多有鞭毛,能运动

12. 在我国引起细菌性痢疾的病原体主要是
    A. 痢疾志贺菌   B. 鲍氏志贺菌
    C. 福氏志贺菌   D. 宋氏志贺菌
    E. 大肠埃希菌

13. 伤寒沙门菌主要引起
    A. 猩红热   B. 肠热症
    C. 风湿热   D. 流感
    E. 产褥热

14. 肠热症发病一周,进行病原学诊断应采集的标本是
    A. 血液　　　　　　　　　　　B. 尿液
    C. 粪便　　　　　　　　　　　D. 胆汁
    E. 呕吐物

15. 链球菌感染引起的超敏反应性疾病是
    A. 产褥热　　　　　　　　　　B. 风湿热
    C. 猩红热　　　　　　　　　　D. 波浪热
    E. 出血热

16. 猩红热的病原体是
    A. 乙型溶血性链球菌　　　　　B. 甲型溶血性链球菌
    C. 肺炎链球菌　　　　　　　　D. 丙型链球菌
    E. 粪链球菌

17. 引起流脑的病原体是
    A. 乙型溶血性链球菌　　　　　B. 淋病奈瑟球菌
    C. 脑膜炎奈瑟菌　　　　　　　D. 金黄色葡萄球菌
    E. 肺炎链球菌

18. 甲型溶血性链球菌主要引起
    A. 大叶性肺炎　　　　　　　　B. 猩红热
    C. 扁桃体炎　　　　　　　　　D. 亚急性细菌性心内膜炎
    E. 流行性脑脊髓膜炎

19. 肺炎链球菌的致病物质是
    A. 内毒素　　　　　　　　　　B. 外毒素
    C. 凝固酶　　　　　　　　　　D. 透明质酸酶
    E. 荚膜

20. 最常引起尿路感染的病原体是
    A. 大肠埃希菌　　　　　　　　B. 伤寒沙门菌
    C. 肠炎杆菌　　　　　　　　　D. 痢疾杆菌
    E. 粪链球菌

21. 对肺结核患者的痰液,最简便有效的处理方法是
    A. 煮沸　　　　　　　　　　　B. 深埋
    C. 焚烧　　　　　　　　　　　D. 乙醇浸泡
    E. 洗涤剂浸泡

22. 生长速度最慢的细菌是
    A. 葡萄球菌　　　　　　　　　B. 大肠埃希菌
    C. 破伤风梭菌　　　　　　　　D. 结核分枝杆菌
    E. 伤寒沙门菌

23. 结核菌素试验观察结果的时间是
    A. 72h 后　　　　　　　　　　B. 48～72h
    C. 24～48h　　　　　　　　　 D. 12～24h
    E. 12h

24. 结核菌素试验阳性表示
    A. 感染过结核分枝杆菌　　　　B. 接种过卡介苗
    C. 有严重结核病　　　　　　　D. 未感染过结核分枝杆菌
    E. 感染过结核分枝杆菌或接种过卡介苗

25. 卡介苗接种的对象是
    A. 免疫功能低下者　　　　　　B. 结核菌素试验阳性者
    C. 对结核分枝杆菌有免疫的人　D. 感染过结核分枝杆菌的人
    E. 新生儿和结核菌素试验阴性的健康儿童

26. 关于结核分枝杆菌抵抗力的叙述，**错误**的是
    A. 对湿热敏感，用巴氏消毒法可杀死
    B. 耐干燥，在干燥痰内可存活 6～8d
    C. 对紫外线敏感，直接日光照射数小时可被杀死
    D. 对酸碱有抵抗力
    E. 对抗结核药物易产生耐药性

27. 结核分枝杆菌的致病物质**不包括**
    A. 外毒素　　　　　　　　　　B. 索状因子
    C. 蜡质D　　　　　　　　　　 D. 硫酸脑苷脂
    E. 磷脂

28. 引起气性坏疽的病原体是
    A. 乙型溶血性链球菌　　　　　B. 肉毒梭菌
    C. 炭疽杆菌　　　　　　　　　D. 产气荚膜梭菌
    E. 白喉棒状杆菌

29. 关于霍乱弧菌**错误**的是
    A. 有周鞭毛，穿梭样运动　　　B. 耐碱怕酸

C. 革兰氏染色呈阴性   D. 专性需氧

E. 分古典生物型和埃托生物型

30. 关于霍乱肠毒素正确的是

A. 是目前已知毒性最强的生物毒素

B. 是致泻毒素中最强烈的

C. 是内毒素

D. 是霍乱弧菌的唯一致病物质

E. 化学成分是脂多糖

31. 下列组合正确的是

A. 淋病奈瑟球菌——血液传播   B. 白喉棒状杆菌——接触传播

C. 伤寒沙门菌——呼吸道传播   D. 脑膜炎奈瑟菌——呼吸道传播

E. 猩红热——昆虫媒介传播

32. 可用普通琼脂培养基培养的细菌是

A. 葡萄球菌   B. 链球菌

C. 肺炎链球菌   D. 淋病奈瑟球菌

E. 脑膜炎奈瑟菌

33. 葡萄球菌引起食物中毒的致病因素是

A. 凝固酶   B. 杀白细胞毒素

C. 肠毒素   D. 溶血毒素

E. 红疹毒素

34. 关于淋病奈瑟球菌, **错误**的是

A. 革兰氏阳性肾形双球菌   B. 对冷热和干燥敏感

C. 通过接触传播   D. 新生儿可通过产道感染

E. 常用巧克力色血平板培养

35. 关于脑膜炎奈瑟菌, **错误**的是

A. 革兰氏阴性肾形双球   B. 对冷热和干燥敏感

C. 通过呼吸道传播   D. 主要致病物质是内毒素

E. 常用普通琼脂培养基培养

36. 有明显异染颗粒的细菌是

A. 布鲁氏菌   B. 破伤风梭菌

C. 白喉棒状杆菌   D. 结核分枝杆菌

E. 脑膜炎奈瑟菌

37. 鼠疫耶氏菌的传播媒介是

    A. 蚤
                    B. 蚊子

    C. 蜱
                    D. 虱

    E. 蝇

38. 与慢性胃炎和消化性溃疡有关的细菌是

    A. 空肠弯曲菌
                    B. 幽门螺杆菌

    C. 鼠伤寒沙门菌
                    D. 副溶血弧菌

    E. 结核分枝杆菌

A2 型题

39. 患者,女,40 岁,因足底被带锈钉子扎伤,为预防破伤风,伤口冲洗应选择

    A. 20% 的肥皂水
                    B. 3% 过氧化氢

    C. 5% 盐水
                    D. 1% 硝酸盐溶液

    E. 生理盐水

40. 患者,男,55 岁,尿急、尿痛、尿道口流脓 2d。尿道分泌物涂片在中性粒细胞内发现革兰氏阴性的双球菌。该菌可能是

    A. 葡萄球菌
                    B. 乙型溶血性链球菌

    C. 肺炎链球菌
                    D. 淋病奈瑟球菌

    E. 脑膜炎奈瑟菌

41. 患者,女,15 岁,咽痛、发热伴膝关节红肿、疼痛 3d。咽拭子经血平板培养,菌落周围出现透明溶血环,抗 O 试验效价为 800。病原体是

    A. 金黄色葡萄球菌
                    B. 乙型溶血性链球菌

    C. 肺炎链球菌
                    D. 甲型溶血性链球菌

    E. 丙型链球菌

42. 患者,女,34 岁,一周前出现尿频、尿急、尿痛症状,近日突发高热、寒战、腰痛。入院诊断急性肾盂肾炎。病原体侵入途径是

    A. 上行感染
                    B. 血行感染

    C. 淋巴管感染
                    D. 接触感染

    E. 垂直感染

43. 患儿,男,2 岁,结核菌素试验后注射局部出现红肿硬结,平均直径 25mm,判断为

    A. 结核菌素试验阴性
                    B. 卡介苗接种未成功

    C. 卡介苗接种成功
                    D. 活动性结核

E. 不能判断

44. 患者,女,30 岁,烧伤入院第 3d 出现寒战、高热,创面出现绿色脓液,中性粒细胞升高,诊断为败血症,其病原体是

    A. 大肠埃希菌   B. 金黄色葡萄球菌

    C. A 群链球菌   D. 铜绿假单胞菌

    E. 产气荚膜梭菌

A3/A4 型题

(45~46 题共用题干)

患者,男,50 岁,糖尿病多年。2d 前,负重物时压迫了肩背部疖肿。今日,患者出现高热、乏力、食欲减退等症状,患处胀痛伴明显隆起,上有多个黄色脓头。

45. 临床诊断是

    A. 疖   B. 痈

    C. 脓肿   D. 丹毒

    E. 蜂窝织炎

46. 病原体是

    A. 金黄色葡萄球菌   B. 丙型链球菌

    C. 肺炎链球菌   D. 甲型溶血性链球菌

    E. 腐生葡萄球菌

(47~48 题共用题干)

患儿,女,7 岁,眼睑水肿、血尿 1d。发病前有化脓性扁桃体炎病史。实验室检查:尿蛋白(+)、尿红细胞满视野。诊断急性肾小球肾炎。

47. 与该病有关的病原体是

    A. 葡萄球菌   B. 乙型溶血性链球菌

    C. 丙型链球菌   D. 甲型溶血性链球菌

    E. 肺炎链球菌

48. 有助于该病诊断的试验是

    A. 肥达反应   B. 外斐反应

    C. 抗 O 试验   D. 血浆凝固酶试验

    E. PPD 试验

(49~51 题共用题干)

某建筑工地工人,1 周前被铁钉扎伤足部,伤口较深,未经特殊处理。1h 前面部肌肉抽搐,张口困难,牙关紧闭,进而全身肌肉强直性痉挛,呼吸困难。

49. 可疑诊断为

    A. 破伤风   B. 气性坏疽

    C. 伤口感染   D. 炭疽

    E. 伤寒

50. 引起上述症状的毒性物质是

    A. 内毒素   B. 破伤风痉挛毒素

    C. 类毒素   D. 肠毒素

    E. 肉毒毒素

51. 为避免该症状的发生,该工人1周前受伤后,应首先考虑

    A. 包扎伤口   B. 用3%过氧化氢清洗伤口

    C. 扩创   D. 注射破伤风类毒素

    E. 注射破伤风抗毒素

（52~54题共用题干）

患者,男,34岁,在抗洪抢险中突发高热,经一般抗感染治疗8d高热不退就诊。查体:患者表情淡漠,体温39.5℃,相对缓脉,约90次/min。皮肤散在玫瑰疹,脾大肋下1cm。实验室检查:白细胞低于正常值。

52. 患者感染的病原体可能是

    A. 伤寒沙门菌   B. 葡萄球菌

    C. 肺炎链球菌   D. 乙型溶血性链球菌

    E. 痢疾志贺菌

53. 可用于辅助诊断此病的血清学试验是

    A. 抗O试验   B. 凝固酶试验

    C. 肥达反应   D. 外斐反应

    E. OT试验

54. 病程2~3周期间,护理工作应特别注意的问题是

    A. 加强营养,嘱患者多吃   B. 防止胃溃疡发生

    C. 预防肠穿孔   D. 预防疾病复发

    E. 防止便秘,嘱患者多食含粗纤维食物

（55~56题共用题干）

患儿,女,6岁,因咽痛、发热、心悸、吞咽困难入院。查体:咽后壁腭舌弓等处有灰白色膜状物附着,初步诊断为白喉。

55. 该病的传播途径是

    A. 呼吸道   B. 消化道

    C. 蚊虫叮咬   D. 血液传播

    E. 垂直传播

56. 白喉特异性治疗应选择

    A. 适量输血   B. 大量输液

    C. 抗生素   D. 白喉抗毒素

    E. 类毒素

（57～59题共用题干）

患者，女，18岁，咳嗽、低热、食欲缺乏3个月，入院前一天咯血。初步诊断肺结核，医嘱进行病原学检查。

57. 病原学检查应采集的标本是

    A. 血液   B. 剩余的食物

    C. 粪便   D. 痰

    E. 尿液

58. 标本涂片后应选择的染色方法是

    A. 抗酸染色法   B. 鞭毛染色法

    C. 芽孢染色法   D. 革兰氏染色法

    E. 荚膜染色法

59. 结核分枝杆菌的形态特征是

    A. 红色细长略弯曲杆菌   B. 紫色细长杆菌

    C. 鼓槌状杆菌   D. 弧状单毛菌

    E. 有肥厚荚膜杆菌

（60～62题共用题干）

某校多名学生在食堂进餐后2h左右出现恶心、呕吐症状。初步诊断为集体食物中毒。

60. 为进一步确定病原体，最好采集的标本是

    A. 学生用过的食具   B. 血液

    C. 粪便   D. 脑脊液

    E. 呕吐物

61. 标本培养物涂片镜检为革兰氏阳性球菌，不规则排列，此菌可能是

    A. 葡萄球菌   B. 链球菌

C. 肺炎链球菌   D. 脑膜炎奈瑟菌

E. 淋病奈瑟球菌

62. 标本培养物凝固酶试验阳性,能分解甘露醇,产生透明溶血环。此菌是

A. 金黄色葡萄球菌   B. 表皮葡萄球菌

C. 腐生葡萄球菌   D. 乙型溶血性链球菌

E. 甲型溶血性链球菌

(63~65题共用题干)

患儿,男,3岁,因近3个月来,经常出现咳嗽、发热、乏力、盗汗、食欲缺乏等症状而就诊。入院时,患儿频繁咳嗽,面色潮红,明显消瘦,体温37.8℃。初步诊断肺结核。遵医嘱进行PPD试验。

63. 正确的操作方法是

A. 前臂掌侧皮下注射含5单位的PPD液0.1ml

B. 前臂掌侧皮内注射含5单位的PPD液0.1ml

C. 前臂掌侧肌内注射含5单位的PPD液0.1ml

D. 前臂掌侧肌内注射含0.5单位的PPD液1ml

E. 前臂掌侧皮内注射含0.5单位的PPD液1ml

64. 结果观察的时间是

A. 15~20min   B. 30~60min

C. 60~90min   D. 18~24h

E. 48~72h

65. 测得红肿和硬结的直径为20mm,说明

A. 未感染结核分枝杆菌   B. 未接种卡介苗

C. 需要接种卡介苗   D. 有活动性结核感染

E. 具有抗结核的免疫力

(郑端增)

第六章 病毒概述

病毒(virus)是一类体积微小,结构简单,只含有一种类型核酸(DNA 或 RNA),必须在活细胞内以复制方式进行增殖的非细胞型微生物。

第一节　病毒的基本性状

一、病毒的大小和形态

大小:纳米(nm,1nm = 1/1 000μm)

形态:多形性,多数病毒呈球形或近似球形,少数为杆状、丝状、砖块状、弹状和蝌蚪状等。引起人和动物疾病的病毒多数为球形。

二、病毒的结构、化学组成与功能

病毒结构简单,无完整的细胞结构。基本结构由核心和衣壳构成,称为核衣壳。有些病毒在核衣壳外面有包膜以及包膜表面的刺突。有包膜的病毒称为包膜病毒,无包膜的病毒称为裸病毒。

(一)病毒的核衣壳及其功能

核心:单一核酸(RNA 或 DNA),构成病毒的基因组,是主导病毒感染、增殖、遗传和变异的物质基础,其主要功能:①指导病毒复制;②决定病毒的特性;③部分核酸具有感染性。

衣壳:蛋白质,组成单位为壳粒,排列方式有二十面体对称、螺旋对称和复合对称 3 种。主要功能:①保护病毒核酸免受核酸酶或其他理化因素的破坏;②介导病毒对易感细胞的吸附;③具有免疫原性,可诱导机体产生免疫应答。

（二）病毒的包膜及其功能

包膜：宿主细胞膜或核膜成分，主要为双层脂质及病毒编码的糖蛋白，其主要功能：①保护核衣壳；②与病毒的吸附、亲嗜性有关；③是病毒鉴定和分型的依据之一；④构成病毒的表面抗原，与病毒的致病性和免疫性有密切关系。

三、病毒的增殖与干扰现象

（一）病毒的复制

病毒缺乏完整的细胞结构以及酶系统，只能借助于易感宿主细胞所提供的原料、酶系统及能量等来进行增殖。病毒的复制周期包括吸附、穿入、脱壳、生物合成、装配与释放五个阶段。

（二）病毒的干扰现象

干扰现象是两种病毒同时或先后感染同一细胞时，可发生一种病毒抑制另一种病毒增殖的现象。在预防接种时应注意避免病毒干扰现象的发生。

四、病毒的抵抗力与变异性

（一）病毒的抵抗力

病毒受理化因素作用后，失去感染性，称为病毒灭活。病毒耐冷不耐热，对酸碱度、射线、紫外线和一般化学消毒剂均比较敏感，对抗生素不敏感。

（二）病毒的变异

病毒在自然或人工条件下可发生多方面变异，常见的变异：①抗原性变异，这种变异对疾病的预防、诊断和治疗都带来了困难；②毒力变异，可利用病毒这一特性制备疫苗。

五、病毒的分类

病毒的分类依据：①核酸的类型与结构；②病毒体的形状和大小；③衣壳对称性和壳粒数目；④有无包膜；⑤对理化因素的敏感性；⑥抗原性；⑦生物学特性（繁殖方式、宿主范围、传播途径和致病性）。

第二节　病毒的致病性与免疫性

一、病毒的感染方式与类型

（一）感染方式与途径

病毒的感染方式包括水平传播和垂直传播。水平传播指病毒在人群中不同个体之间的传播，也包括从动物到动物再到人的传播。垂直传播是指病毒由宿主的亲代传给子代的传播方式，主要通过胎盘或产道由母体传播给胎儿的方式，也可见其他方式，又称母婴传播。

水平传播的途径主要有经皮肤传播、经黏膜传播、医源性传播。

（二）病毒的感染类型

病毒感染类型包括隐性感染和显性感染。

隐性感染指病毒侵入机体后不引起明显的临床症状，也称为亚临床感染。隐性感染者虽没有临床症状，但是重要的传染源，即病毒携带者。

显性感染指病毒侵入机体后引起明显的临床症状，也称为临床感染。显性感染按照症状出现早晚和持续时间长短可分为急性感染和持续性感染，持续性感染可分为潜伏感染、慢性感染和慢发病毒感染。

二、病毒的致病性

病毒的致病方式主要包括：①引起宿主受染细胞的改变，包括杀细胞效应、细胞融合、感染细胞膜上出现由病毒基因编码的新抗原、包涵体形成、细胞凋亡、基因整合与细胞转化等；②免疫病理损伤；③免疫逃避机制。

三、抗病毒免疫

（一）固有免疫

抗病毒固有免疫是针对病毒感染的第一道防线。包括干扰素的广谱抗病毒作用、屏障作用、巨噬细胞、NK 细胞等细胞作用。通常固有免疫防御可控制病毒感染，防止临床症状出现。其中，干扰素、巨噬细胞和 NK 细胞起主要作用。

干扰素的作用特点：①广谱性；②间接性；③种属特异性。

（二）适应性免疫

免疫应答是宿主清除病毒感染或防止再次感染的最好方式，病毒以其毒力及免疫逃避机制危害机体，而机体则通过适应性免疫来清除病毒。体液免疫和细胞免疫的抗病毒作用都很重要。

1. 体液免疫主要是依靠存在于黏膜表面的分泌型抗体（sIgA）或血液中的中和抗体（IgG、IgM），阻碍病毒对宿主细胞的吸附，清除血流中病毒并有效防止再次感染。

2. 细胞免疫是抗病毒作用的主要因素，主要包括：①CD_8^+ Tc 细胞对靶细胞的杀伤作用；②活化的 CD_4^+ Th_1 细胞通过分泌细胞因子激活 NK 细胞、巨噬细胞和 CD_8^+ Tc 细胞而发挥抗病毒作用。

（三）抗病毒免疫持续时间

抗病毒免疫持续时间的长短具有 3 个特点：①有病毒血症的全身性病毒感染由于病毒能与免疫系统广泛接触，病后往往免疫力较为牢固，且持续时间较长；②只有单一血清型的病毒感染病后有牢固性免疫，持续时间长；③易发生抗原变异的病毒感染后只产生短暂免疫力。

第三节　病毒感染的检查和防治原则

一、病毒感染的微生物学检查方法

（一）标本的采集与送检

标本通常包括鼻咽分泌液、痰液、粪便、血液、脑脊液等。

标本采集原则：①无菌操作；②采集急性期标本；③冷藏保存、快速送检；④使用抗生素；⑤采集双份血清。

（二）病毒感染的分离培养与检查方法

病毒的分离培养、病毒的形态学检查、病毒抗原检测、病毒的核酸检测及血清学检测是病毒性疾病的主要检查手段，具体可根据病毒与所引起疾病的临床特点选择合适的检测方法。

二、病毒感染的防治原则

病毒性疾病的主要防治措施是做好疫苗接种工作，避免与传染源接触，切断传播途径，减少发病。

（一）免疫学防治

1. 人工主动免疫　目前常用的疫苗有减毒活疫苗、灭活疫苗、亚单位疫苗、基因工程疫苗及重组载体疫苗。

2. 人工被动免疫　常用的生物制剂有免疫球蛋白、细胞免疫制剂等。

（二）药物和生物制剂治疗

包括抗病毒化学制剂、干扰素及干扰素诱生剂，部分中草药对某些病毒性疾病有一定作用。

测试题

A1 型题

1. 下列**不是**病毒特征的是
   A. 结构简单
   B. 体积微小
   C. 只含单一核酸
   D. 对抗生素敏感
   E. 以复制方式增殖

2. 测量病毒大小的单位是
   A. nm
   B. μm
   C. mm
   D. cm
   E. m

3. 对人和动物致病的病毒常见的形态是
   A. 杆形
   B. 球形
   C. 弹状
   D. 砖块状
   E. 蝌蚪状

4. 病毒核心的化学成分是
   A. 细胞膜
   B. 蛋白质
   C. 核酸
   D. 脂质
   E. 糖类

5. 病毒的增殖方式是
   A. 复制
   B. 二分裂
   C. 多分裂
   D. 芽生
   E. 分枝繁殖

6. 病毒的基本结构是
   A. 核衣壳
   B. 核心
   C. 包膜
   D. 外膜
   E. 核心＋外膜

7. 病毒内的核酸通常含有
    A. DNA 和 RNA
    B. DNA 或 RNA
    C. DNA
    D. RNA
    E. 蛋白质

8. 干扰素抗病毒的机制是
    A. 直接杀死细胞内病毒
    B. 杀死细胞外病毒
    C. 阻止病毒进入易感细胞
    D. 诱导细胞产生抗病毒蛋白质, 抑制病毒复制
    E. 诱导机体产生抗病毒抗体

9. 引起人类传染病最常见的微生物是
    A. 支原体
    B. 衣原体
    C. 病毒
    D. 放线菌
    E. 螺旋体

10. 在抗病毒感染中能发挥局部抗感染免疫作用的抗体是
    A. IgG
    B. IgM
    C. IgA
    D. sIgA
    E. IgE

11. 病毒的复制周期**不包括**
    A. 吸附、穿入
    B. 脱壳
    C. 二分裂
    D. 生物合成
    E. 装配释放

12. 病毒衣壳的作用**不包括**
    A. 能传递遗传信息
    B. 保护核酸
    C. 能吸附易感细胞
    D. 具有抗原性
    E. 维护病毒的完整性

13. 水平传播的感染途径**不包括**
    A. 伤口
    B. 胎盘
    C. 虫媒
    D. 消化道
    E. 呼吸道

14. 由于病毒基因组不完整或基因位点改变而复制出不完整无感染性的病毒称为
    A. 腺病毒
    B. 裸露病毒

C. 包膜病毒　　　　　　　　　　　D. 缺陷病毒

E. 致病病毒

15. 病毒的变异现象**不包括**

    A. 毒力变异　　　　　　　　　　　B. 抗原变异

    C. 空斑变异　　　　　　　　　　　D. 人工诱导毒力变异

    E. 基因变异

16. 送检病毒标本时**不符合**要求的是

    A. 标本采集必须执行无菌操作

    B. 应立即送检

    C. 病变组织可置于 50% 甘油缓冲盐水中送检

    D. 若为污染的标本可加适量抗生素处理后送检

    E. 标本采集无须严格无菌操作

17. 下列**不是**病毒的培养方法的是

    A. 细胞培养法　　　　　　　　　　B. 动物接种

    C. 组织培养　　　　　　　　　　　D. 鸡胚培养

    E. 接种于固体培养基

18. 关于病毒包膜功能的描述,**错误**的是

    A. 保护核衣壳　　　　　　　　　　B. 病毒的糖蛋白没有免疫原性

    C. 与病毒的吸附有关　　　　　　　D. 与亲嗜性有关

    E. 病毒的糖蛋白具有免疫原性

19. 检测抗病毒抗体的常用方法是

    A. 中和试验　　　　　　　　　　　B. 血凝抑制试验

    C. 酶联免疫吸附实验　　　　　　　D. 免疫荧光技术

    E. 淋巴细胞转化试验

20. 预防病毒感染的主要措施是

    A. 使用疫苗　　　　　　　　　　　B. 使用化学试剂

    C. 口服中药　　　　　　　　　　　D. 应用抗生素

    E. 注射干扰素

A2 型题

21. 某孕妇感染 HIV 病毒后,胎儿也可被感染,称为

    A. 细胞内感染　　　　　　　　　　B. 细胞外感染

    C. 垂直感染　　　　　　　　　　　D. 水平感染

E. 慢发病毒感染

22. 某男性患者因淋雨后出现高热、寒战，入院后经检查诊断为"流行性感冒"，医生治疗1周后痊愈。此患者病毒感染的类型为

    A. 隐性感染   B. 急性感染

    C. 持续性感染   D. 化脓性感染

    E. 慢性感染

23. 某病毒性肝炎患者应用干扰素进行生物治疗，其干扰素的生物活性不包括

    A. 抗肿瘤作用   B. 免疫调节作用

    C. 抗病毒作用   D. 对某些病毒性疾病的预防有效

    E. 释放细胞因子发挥抗病毒作用

24. 某脊髓灰质炎患儿入院后需做实验室检查，标本采集及送检的原则**不包括**

    A. 迅速送检   B. 夏天的标本无须冷藏

    C. 尽早采集   D. 根据不同病程送检不同标本

    E. 感染部位不同采取不同标本

A3/A4 型题

(25~27题共用题干)

患者，男，30岁，近10d内发热，体温持续上升，高热，伴有乏力，食欲缺乏，厌油腻，腹胀，检查巩膜黄染，肝肋下1.0cm，有轻度触痛，脾肋下未触及。就医后经实验室检查，医生诊断为病毒性肝炎。

25. 该患者病毒感染的类型为

    A. 隐性感染   B. 显性感染

    C. 慢发病毒感染   D. 潜伏感染

    E. 脓毒血症

26. 该患者标本采集和送检不当的是

    A. 早期采集   B. 快速送检

    C. 严格执行无菌操作   D. 避免污染

    E. 标本采集最佳时间是晚餐后

27. 对患者进行治疗的措施不恰当的是

    A. 合理应用药物治疗   B. 应用干扰素

    C. 可服用中草药   D. 可应用生物制剂

    E. 应用抗生素

(刘建红)

第七章 | 常见病毒

第一节 呼吸道病毒

呼吸道病毒是指由呼吸道侵入,在呼吸道黏膜上皮细胞中增殖,引起呼吸道局部感染或呼吸道以外组织器官病变的病毒。

一、流行性感冒病毒

(一)生物学特性

1. 流感病毒为有包膜、核心分节段的单股 RNA 病毒,呈球形或丝状。结构分三层,包括核心、基质蛋白和脂质双层膜,膜上镶嵌着具有免疫原性的血凝素(HA)和神经氨酸酶(NA)两种糖蛋白刺突。

2. 流感病毒分为甲、乙、丙三型,甲型流感病毒又根据 HA 和 NA 抗原性不同分为若干亚型。甲型流感病毒最容易发生抗原性变异,其抗原变异有两种形式:抗原漂移和抗原转变。抗原漂移是指流感病毒的抗原变异幅度小,属于量变,仅引起中、小型流行。抗原转变是指流感病毒的抗原变异幅度大,形成新的亚型,属于质变,可引起大流行甚至发生世界性流行。

3. 流感病毒抵抗力较弱,耐冷不耐热,对理化因素敏感。

(二)致病性与免疫性

1. 流感病毒是引起流行性感冒的病原体。

2. 传染源是急性期患者,经飞沫、气溶胶通过呼吸道传播。

3. 患者的临床表现主要是头痛、发热、肌痛、乏力、鼻塞、流涕、咽痛及咳嗽等症状。

4. 病毒感染或疫苗接种后,机体可形成特异性免疫应答,但持续时间较短。

（三）防治原则

加强身体锻炼，提高机体抵抗力；流行期间尽量避免人群聚集，公共场所要通风换气；患者要早发现、早隔离、早治疗。流感流行季节前可对人群进行流感疫苗预防接种，流感的治疗以对症治疗和预防继发性细菌感染为主。

二、麻疹病毒

（一）生物学特性

1. 麻疹病毒为球形、有包膜、核心不分节段的 RNA 病毒。包膜上有血凝素（HA）和溶血素（HL）两种糖蛋白刺突，麻疹病毒抗原性较稳定，只有一个血清型。

2. 病毒抵抗力较弱，加热 56℃、日光、紫外线、脂溶剂及一般消毒均敏感。

（二）致病性与免疫性

1. 麻疹病毒是麻疹的病原体。

2. 传染源是急性期患者，主要通过鼻咽、眼分泌物经飞沫或污染物品传播。

3. 患者临床表现主要是发热、畏光、眼结膜炎、鼻炎、咳嗽等症状，多数可在口颊黏膜出现柯氏斑，全身皮肤相继出现红色斑丘疹。

4. 病后可获终身免疫。

（三）防治原则

本病的预防措施主要是隔离患者，8 月龄时接种麻疹减毒活疫苗，1 年后及学龄前进行强化免疫。

三、冠状病毒

（一）普通冠状病毒

1. 冠状病毒为不分节段的 RNA 病毒，核衣壳呈螺旋对称，外有长管状或纤维状刺突的包膜，因包膜表面有花冠状突起而得名。

2. 对紫外线和热敏感，对脂溶剂、紫外线及一般消毒剂均敏感，乙醚、75% 乙醇、含氯消毒剂、过氧乙酸和氯仿等脂溶剂均可有效灭活病毒，但氯己定不能有效灭活病毒。

3. 普通冠状病毒可感染各年龄段人群，主要感染成人或较大儿童，引起普通感冒和咽喉炎。

（二）SARS 冠状病毒

1. SARS 冠状病毒（SARS-CoV）的形态与普通冠状病毒相似，形状不规则，有包膜。对热的抵抗力较普通冠状病毒强，56℃ 30min 可被灭活，在粪便和尿中可存活 1~2d，对脂溶剂、酸、普通消毒剂敏感。

2. SARS 冠状病毒主要引起严重急性呼吸综合征（SARS），传染源是 SARS 患者，传播途径以近距离飞沫传播为主，亦可通过接触患者呼吸道分泌物、消化道排泄物或其他体液而传播。以发热为首发症状，伴有头痛、乏力，关节痛等，继而出现干咳、胸闷、气短等症状，严重者导致呼吸困难、低氧血症、休克、DIC 等症状，其传染性极强，病死率很高。

3. 人群普遍易感。感染后，患者可产生抗该病毒的特异性抗体。

目前尚无特效治疗药物，主要采用氧疗及适量激素疗法等支持疗法。

（三）2019 新型冠状病毒（SARS-CoV-2）

1. 新型冠状病毒与普通冠状病毒相似，对紫外线和热敏感，56℃ 30min 可失去感染性，乙醚、75% 乙醇、含氯消毒剂、过氧乙酸和氯仿等脂溶剂均可有效灭活病毒，需要注意的是病毒在室温 24℃ 条件下在尿液里可存活 30d，在腹泻患者的痰液和粪便里能存活 5d 以上，在塑料、玻璃、马赛克、金属、布料、复印纸等多种物体表面均可存活 2~3d。

2. 主要引起新型冠状病毒感染（COVID-19），其传染源主要是患者和无症状感染者，主要传播途径是呼吸道飞沫和密切接触，接触病毒污染的物品也可造成感染。患者以发热、干咳、乏力为主要表现，部分患者以嗅觉、味觉减退或丧失等为首发症状，少数患者伴有鼻塞、流涕、咽痛、结膜炎、肌痛和腹泻等症状。

3. 病毒感染后或接种新型冠状病毒疫苗后可获得一定的免疫力，但持续时间尚不明确。

4. 预防新型冠状病毒感染主要是隔离患者，切断传播途径，保持良好的个人及环境卫生，加强锻炼提高人群免疫力。特异性预防措施主要是注射新型冠状病毒感染的疫苗。

四、其他呼吸道病毒

其他呼吸道病毒的主要特征见表 7-1。

表 7-1　其他呼吸道病毒

名称	形态结构	所致疾病	防治原则
流行性腮腺炎病毒	RNA 型、单链球形有包膜	流行性腮腺炎。腮腺肿胀、疼痛。并发脑膜炎、睾丸炎、卵巢炎，少数可继发不育症。病后可获牢固免疫力	接种减毒活疫苗或麻疹-流行性腮腺炎-风疹三联疫苗

名称	形态结构	所致疾病	防治原则
风疹病毒	RNA型、单链球形有包膜	风疹。孕妇感染后可垂直感染胎儿，引起先天性风疹综合征，造成胎儿畸形、流产、死胎、智力低下等。病后可获牢固免疫力	接种风疹减毒活疫苗，孕妇与患者接触，应立即注射大量丙种球蛋白
腺病毒	DNA型、双链球形无包膜	引起不同疾病，如急性上呼吸道感染、肺炎、咽炎、流行性角膜结膜炎等。病后对同型病毒可获牢固免疫力	目前尚无理想疫苗
鼻病毒	RNA型、单链球形无包膜	成人普通感冒、儿童支气管炎、支气管肺炎。感染后产生局部 sIgA	干扰素有一定防治效果

（刘建红）

第二节　肠道病毒

肠道病毒是一类生物学性状相似的病毒，其共同特征：球形，无包膜，衣壳为二十面体立体对称，核酸为单股 RNA；在易感细胞中增殖后迅速产生细胞病变；对理化因素的抵抗力较强，耐酸、乙醚、胆汁等；主要经粪－口途径传播，以隐性感染多见，病毒在肠道中增殖，却能引起肠道外感染。

一、脊髓灰质炎病毒

（一）生物学特性

1. 脊髓灰质炎病毒呈球形，无包膜，核酸为单股 RNA。

2. 抵抗力较强，耐酸、乙醚，对热、高锰酸钾、碘酒、漂白粉等敏感。

（二）致病性与免疫性

1. 脊髓灰质炎病毒是脊髓灰质炎的病原体，分为Ⅰ、Ⅱ、Ⅲ三个血清型。

2. 传染源为患者或无症状带毒者，多数人呈隐性感染，5 岁以下儿童易感染。

3. 仅 1‰～2‰患者可被病毒侵犯中枢神经系统，轻者引起以下肢多见的暂时性肌肉麻痹；重者可造成肢体瘫痪、残疾，极个别发生延髓麻痹，导致呼吸、循环功能衰竭而死亡。

4. 人体感染脊髓灰质炎病毒后,患者可获得长期、牢固的特异性免疫。

（三）防治原则

疫苗接种是预防脊髓灰质炎的有效措施,5 岁以下儿童口服脊髓灰质炎减毒活疫苗糖丸预防脊髓灰质炎。

二、其他肠道病毒

柯萨奇病毒、埃可病毒、新型肠道病毒的感染与脊髓灰质炎病毒相似,以侵犯中枢神经系统为主,很少出现消化道症状,幼儿多发(表 7-2)。

表 7-2 其他肠道病毒

名称	所致疾病	防治原则
柯萨奇病毒	无菌性脑炎、疱疹性咽峡炎、手足口病、流行性胸痛、心肌炎、类脊髓灰质炎、普通感冒等	目前尚无理想疫苗
埃可病毒	无菌性脑炎、麻痹、腹泻、皮疹、普通感冒等	目前尚无理想疫苗
新型肠道病毒	急性出血性结膜炎、手足口病、脑膜炎及小儿肺炎和支气管炎	目前尚无理想疫苗

第三节 肝 炎 病 毒

肝炎病毒是指一类主要侵犯肝脏并引起病毒性肝炎的病毒,主要包括甲型、乙型、丙型、丁型及戊型肝炎病毒,分别引起相应型别的肝炎。

一、甲型肝炎病毒

（一）生物学特性

甲型肝炎病毒(HAV)是球形无包膜 RNA 病毒,仅一个血清型。加热 100℃ 5min、70% 乙醇处理 30min 可被灭活,对氯及甲醛敏感。在淡水、海水、泥沙和毛蚶等水生贝类中可存活数天至数月。

（二）致病性与免疫性

1. HAV 主要由粪 - 口途径传播,引起甲型肝炎(简称甲肝),传染源是患者或隐性感染者。

2. 患者可有全身不适、乏力、发热、厌食、厌油、皮肤及巩膜黄染、肝脾大、压痛等症状,预后良好。

3. HAV 引起肝细胞损伤的机制尚不十分清楚,目前认为其致病机制主要是免疫病理损伤。

4. 病后体内产生抗 -HAV,对病毒再感染有保护作用。

(三)防治原则

1. 做好卫生宣教工作,加强饮食、粪便、水源管理,严格消毒。

2. 接种灭活或减毒疫苗进行有效预防。高危人群尽早注射丙种球蛋白或胎盘球蛋白进行紧急预防。

3. 临床上以对症治疗及支持疗法为主。

二、乙型肝炎病毒

(一)生物学特性

1. 乙型肝炎病毒(HBV)有大球形颗粒(Dane 颗粒)、小球形颗粒、管形颗粒三种形态。

2. 乙型肝炎病毒抗原抗体系统: HBsAg、抗 -HBs; HBcAg、抗 -HBc; HBeAg、抗 -HBe。

3. 抵抗力强,对低温、干燥、紫外线、70% 乙醇均有耐受性。

(二)致病性与免疫性

1. HBV 是乙型肝炎的病原体,传染源主要是患者和无症状病毒携带者。

2. 传播途径主要包括:①血液传播(输血、血液透析、器官移植等);②密切接触传播(性接触及其他密切接触);③垂直传播;④医源性传播(未严格消毒或未严格无菌操作)。

3. 乙型肝炎比甲型肝炎危害大,临床表现呈多样性,易转为慢性肝炎。

4. HBV 对肝细胞的致病机制迄今尚未完全清楚,病后机体对同型病毒可产生免疫力。

(三)抗原抗体检查

乙型肝炎可通过检测患者血清中的 HBV 抗原 - 抗体系统,综合分析协助临床诊断(表7-3)。

(四)防治原则

1. 严格筛选供血人员,确保血源合格安全。

2. 严格消毒医疗器械,防止医源性传播。

3. 接种乙型肝炎疫苗是最有效的预防乙型肝炎方法。

表 7-3 HBV 抗原－抗体检测结果的临床分析

HBsAg	HBeAg	抗-HBs	抗-HBe	抗-HBc	结果分析
+	−	−	−	−	HBV 感染或无症状携带者
+	+	−	−	−	急性或慢性乙型肝炎,或无症状携带者
+	+	−	−	+	急性或慢性肝炎(传染性强,"大三阳")
+	−	−	+	+	急性感染趋向恢复或慢性肝炎("小三阳")
−	−	+	+	+/−	感染恢复期
−	−	+	−	−	既往感染或接种过疫苗,有免疫力

4. 高危人群(HBsAg 阳性的配偶、医护人员、血液透析者等)注射乙肝疫苗,可有效地降低 HBV 的感染率。

5. 有接触史的易感者,可用含高效价抗 −HBs 的免疫球蛋白(HBIG)进行紧急预防或阻断垂直传播。

6. 一般采用广谱抗病毒药物,辅以中草药和干扰素等调节机体免疫功能的药物进行综合治疗,目前仍缺乏特效药物用于乙型肝炎的治疗。

三、其他肝炎病毒

丙型、丁型、戊型肝炎病毒所致疾病与防治原则见表 7-4。

表 7-4 各种肝炎病毒的重要特性

比较项目	HAV	HBV	HCV	HDV	HEV
命名年代	1973	1963	1989	1977	1989
核酸类型	RNA	DNA	RNA	RNA 缺陷病毒与 HBV 伴随感染	RNA
传播途径	粪－口途径	血液、垂直传播	同 HBV	同 HBV	同 HAV
主要疾病	急性甲型肝炎	急、慢性乙型肝炎,重型肝炎,肝硬化	急、慢性丙型肝炎,重型肝炎,肝硬化	急、慢性丁型肝炎,重症肝炎,肝硬化	急性戊型肝炎
致癌性	否	是	是	是	否
疫苗	有	有	无	无	无

第四节　人类免疫缺陷病毒

人类免疫缺陷病毒(HIV)是获得性免疫缺陷综合征(AIDS,简称艾滋病)的病原体。

(一)生物学特性

1. HIV为球形有包膜RNA病毒,其包膜刺突蛋白极易变异,可使其容易逃避免疫系统的识别清除。

2. HIV对理化因素抵抗力较弱,对热、化学消毒剂较敏感。

(二)致病性与免疫性

1. AIDS的传染源是AIDS患者和HIV无症状携带者。

2. HIV主要存在于血清、精液、阴道分泌物、乳汁等体液中。

3. 主要传播途径包括:①性传播(包括同性或异性间的性接触);②血液传播(输入带有HIV的血液或血制品、器官或骨髓移植、人工授精、使用污染的注射器、针头、手术器械等);③垂直传播。

4. AIDS的潜伏期长,自HIV感染到发病可长达10年,病毒感染过程分为急性感染期、无症状潜伏期、AIDS相关综合征期、免疫缺损期四个阶段。

5. HIV感染者的特异性免疫应答难以终止疾病的进程,其终生携带病毒。

(三)防治原则

1. 加强卫生宣教工作,普及AIDS预防知识,增强自我保护意识。

2. 建立监测机构,加强国境检疫。

3. 加强血制品、捐献器官等的HIV检测与管理,严格筛选供血人员。

4. 杜绝吸毒、性滥交,阻断垂直传播。

5. 严格医疗器械的消毒灭菌,推广一次性注射器,防止医源性感染。

6. 用逆转录酶抑制剂、病毒蛋白酶抑制剂、病毒入胞抑制剂等药物进行治疗。

7. 目前尚无有效的HIV疫苗,多种疫苗正处于研发中。

第五节　其他病毒

一、狂犬病病毒

（一）生物学特性

1. 狂犬病病毒为子弹状有包膜 RNA 型病毒。

2. 在易感动物或人的中枢神经细胞质内增殖时,可形成嗜酸性、圆形或椭圆形的包涵体,称为内氏小体,具有诊断价值。

3. 对热、紫外线、日光、干燥的抵抗力弱。

（二）致病性与免疫性

1. 狂犬病病毒是人和动物狂犬病的病原体,传染源主要是病犬,其次是家猫和狼。

2. 人患狂犬病主要是通过被患病动物咬伤、抓伤或密切接触所致。

3. 狂犬病(恐水病)潜伏期通常为 3～8 周,短者 10d,长者可达数月或数年。发作期典型的临床表现为神经兴奋性增高,最终因昏迷、呼吸循环衰竭而死亡,病死率几乎达 100%。

（三）防治原则

1. 捕杀野犬,加强家犬管理,注射犬用疫苗。

2. 人被病犬咬伤后,应立即用清水、3%～5% 肥皂水、0.1% 苯扎溴铵等反复冲洗伤口,再用 75% 乙醇或碘伏涂擦消毒。

3. 用高效价抗狂犬病病毒免疫血清做伤口周围与底部浸润注射。

4. 及时接种狂犬病疫苗,于伤后第 1、3、7、14、28d 各肌内注射 1ml。

二、流行性乙型脑炎病毒

（一）生物学特性

1. 流行性乙型脑炎病毒为球形有包膜 RNA 型病毒,只有一个血清型。

2. 对热、脂溶剂及常用消毒剂均敏感,56℃ 30min 可灭活。

（二）致病性与免疫性

1. 流行性乙型脑炎病毒是流行性乙型脑炎(简称乙脑)的病原体,传染源主要为猪、牛、羊等家畜和家禽,幼猪是本病毒的主要储存宿主和传染源。

2. 传播途径主要以蚊虫作为传播媒介,通过带病毒蚊虫叮咬人体而传播。

3. 人群对乙脑病毒普遍易感,但多数表现为隐性感染,少数表现出中枢神经系统症状,导致脑炎,病死率较高。5%~20% 的幸存者可遗留智力障碍、失语、痴呆、失明、耳聋、瘫痪等后遗症。

4. 乙脑病后或隐性感染后可获得持久免疫力。

(三)防治原则

预防乙型脑炎的关键措施包括疫苗接种、防蚊灭蚊和动物宿主管理。目前,对乙型脑炎尚无特效治疗方法。

三、其他虫媒病毒

其他常见的虫媒病毒有森林脑炎病毒、登革热病毒,其传播媒介、流行特点、致病性及预防原则见表7-5。

表7-5 其他虫媒病毒的致病性与防治原则

病毒	森林脑炎病毒	登革热病毒
传播媒介	硬蜱	伊蚊
流行季节	春夏季	夏季
主要流行区	俄罗斯、东欧、北欧、我国东北及西北林区	热带、亚热带,我国广东、海南、广西等地
致病性	森林脑炎。蝙蝠及啮齿类动物为储存宿主,当蜱叮咬人时引起感染,出现高热、头痛、昏睡、外周神经弛缓性麻痹等症状	登革热。人和灵长类动物为主要储存宿主,病毒在人→蚊→人之间循环,出现高热、头痛、皮疹、肌肉和关节疼痛等,严重者为登革出血热、登革休克综合征
预防原则	防蜱、灭蜱,用灭活疫苗预防效果较好	防蚊、灭蚊

四、疱疹病毒

疱疹病毒是一类中等大小、结构相似、有包膜的 DNA 病毒。引起人类疾病的疱疹病毒主要有单纯疱疹病毒、水痘－带状疱疹病毒、巨细胞病毒、EB 病毒,其致病性及预防原则见表7-6。

表 7-6　疱疹病毒的致病性与防治原则

病毒种类	传染途径	所致疾病	潜伏感染部位	预防原则
单纯疱疹病毒Ⅰ型(HSV-1)	直接密切接触、呼吸道、垂直感染	疱疹性齿龈口腔炎、唇疱疹、角膜炎、胎儿畸形等	三叉神经节和颈上神经节	阿昔洛韦、脱氧鸟苷、干扰素
单纯疱疹病毒Ⅱ型(HSV-2)	性接触	生殖器疱疹、新生儿疱疹	骶神经节	同上
水痘-带状疱疹病毒(VZV)	呼吸道、直接接触	原发：儿童水痘，多分布于躯干皮肤，出现斑丘疹、水疱疹 再发：带状疱疹(沿神经走向分布，呈带状)	脊髓后根神经节或脑神经的感觉神经节	减毒活疫苗、阿昔洛韦、阿糖腺苷、干扰素
EB病毒(EBV)	唾液、血液	传染性单核细胞增多症，与非洲儿童淋巴瘤、鼻咽癌相关	B淋巴细胞	阿昔洛韦、干扰素
巨细胞病毒(CMV)	垂直传播、接触、呼吸道、输血等	巨细胞包涵体病，输血后传染性单核细胞增多症和肝炎、先天性畸形	腮腺、乳腺、肾、白细胞或其他腺体	尚无安全疫苗，用阿昔洛韦和免疫球蛋白联合治疗

五、出血热病毒

出血热可由多种不同的病毒引起，疾病的特征以发热、出血、低血压为主要临床症状。我国已发现的有汉坦病毒、新疆出血热病毒和登革热病毒。汉坦病毒、新疆出血热病毒所致疾病及其防治原则见表7-7。

表 7-7　出血热病毒的所致疾病及防治原则

病毒	所致疾病	预防原则
汉坦病毒	流行性出血热。表现为高热、出血和肾损害。常伴有三痛(头痛、眼眶痛、腰痛)及三红(面、颈、上胸部潮红)，眼结膜、咽部及软腭、腋下、前胸处有出血点。临床可分为发热期、低血压休克期、少尿期、多尿期和恢复期。某些血清型引起汉坦病毒肺综合征，表现为发热、肌痛、缺氧和急性进行性呼吸衰竭，病死率较高	灭鼠、防鼠是预防的关键；我国研制的灭活疫苗已取得良好效果。治疗主要是及时对症治疗与支持疗法

续表

病毒	所致疾病	预防原则
新疆出血热病毒	新疆出血热。该病是荒漠牧场的自然疫源性疾病。传播媒介为亚洲璃眼蜱。临床表现为发热、全身疼痛、中毒症状和出血、无肾损害	防蜱叮咬,进入荒漠牧场或林区应扎紧袖口和领口,穿长筒袜,戴帽子和手套。我国已研制灭活疫苗,免疫效果较好

六、轮状病毒

(一)生物学特性

1. 轮状病毒为球形无包膜 RNA 型病毒,有双层衣壳,外形呈车轮状。

2. 对理化因素的抵抗力较强,耐酸、碱、乙醚、三氯甲烷、反复冻融。

(二)致病性

1. 轮状病毒是 6 个月～2 岁婴幼儿严重胃肠炎的主要病原体,传染源是患者和无症状病毒携带者。

2. 主要经粪–口途径传播,多发于秋冬季。

3. 潜伏期 1～2d,临床上可表现为突发水样腹泻、呕吐、发热、水和电解质丢失,一般为自限性,可完全恢复。少数严重者因脱水、酸中毒而致死亡,是婴幼儿死亡的主要原因之一。

(三)防治原则

1. 病后肠道 sIgA 起主要保护作用,但由于轮状病毒型别多,故易重复感染。

2. 控制传染源,切断传播途径可控制疾病的流行,其中消毒污染物品和加强洗手环节是重要措施。

3. 治疗以对症、支持治疗为主,及时输液,纠正电解质紊乱,防止脱水及酸中毒发生。

(杨全凤)

测试题

A1 型题

1. 关于流行性感冒病毒的生物学性状,下列**不正确**的是

    A. 结构分为三层　　　　　　　　B. 双链 DNA 病毒

   C. 根据核心抗原分型　　　　　　　D. 病后免疫力弱

   E. 抗原变异是最突出的特点

2. 引起流感病毒大流行的主要原因是

   A. 病毒抗原性弱　　　　　　　　　B. 病毒毒力强

   C. 病毒不侵入血流　　　　　　　　D. 病毒 HA 和 NA 易发生变异

   E. 人对病毒的免疫力低下

3. 最易发生变异且可在人群中造成大流行的病原微生物是

   A. 乙型肝炎病毒　　　　　　　　　B. 肺炎支原体

   C. 流感病毒　　　　　　　　　　　D. 鼠疫杆菌

   E. 钩端螺旋体

4. 甲型流感病毒分亚型的依据是

   A. 神经氨酸酶　　　　　　　　　　B. 核蛋白

   C. 血凝素和神经氨酸酶　　　　　　D. RNA 聚合酶

   E. 血凝素

5. 关于麻疹的流行病学正确的是

   A. 发病以夏季多见　　　　　　　　B. 经消化道传播为主

   C. 病后可获暂时性免疫力　　　　　D. 患者是唯一的传染源

   E. 恢复期患者存在携带病毒现象

6. 对麻疹具有早期诊断意义的是

   A. 发热　　　　　　　　　　　　　B. 典型皮疹

   C. 淋巴结肿大　　　　　　　　　　D. 麻疹黏膜斑

   E. 检测到麻疹 IgG 型抗体

7. 预防麻疹流行的最有效措施为

   A. 注射丙种球蛋白　　　　　　　　B. 注射胎盘球蛋白

   C. 注射成人全血　　　　　　　　　D. 注射恢复期患者血清

   E. 接种麻疹疫苗

8. 亚急性硬化性全脑炎（SSPE）是由

   A. 疱疹病毒引起的隐性感染

   B. 脊髓灰质炎病毒引起的亚急性感染

   C. 麻疹病毒引起的持续感染

   D. 狂犬病毒引起的慢性感染

   E. 流行性乙型脑炎病毒引起的急性感染

9. 儿童患流行性腮腺炎时常见的并发症是
   A. 脑膜炎　　　　　　　　　　　B. 气管炎
   C. 肺炎　　　　　　　　　　　　D. 肝炎
   E. 睾丸炎或卵巢炎

10. 脊髓灰质炎病毒侵入人体主要途径是
    A. 经接触传播　　　　　　　　　B. 经呼吸道传播
    C. 经消化道传播　　　　　　　　D. 经媒介昆虫传播
    E. 经输血传播

11. 引起小儿麻痹症的病原体是
    A. 脊髓灰质炎病毒　　　　　　　B. 轮状病毒
    C. 柯萨奇病毒　　　　　　　　　D. 埃可病毒
    E. 新型肠道病毒

12. 脊髓灰质炎的预防，下列最重要的是
    A. 隔离患者　　　　　　　　　　B. 口服疫苗
    C. 注射疫苗　　　　　　　　　　D. 注射丙种球蛋白
    E. 消毒患者用具

13. 甲肝的传染途径是
    A. 垂直传染　　　　　　　　　　B. 呼吸道传染
    C. 皮肤创伤感染　　　　　　　　D. 经口感染
    E. 昆虫媒介感染

14. 关于 HAV 的致病性和免疫性，**错误**的是
    A. 是甲肝的病原体　　　　　　　B. 主要由粪 - 口途径传播
    C. 引起散发流行或暴发流行　　　D. 预后良好
    E. 病后粪便可长期携带病毒

15. 下列**不是**预防甲肝主要环节的是
    A. 做好卫生宣传教育　　　　　　B. 加强饮食、粪便、水源管理
    C. 接种灭活或减毒疫苗　　　　　D. 严格筛选献血人员
    E. 注射丙种球蛋白进行紧急预防

16. 乙型肝炎病毒完整颗粒是
    A. Dane 颗粒　　　　　　　　　B. 小球形颗粒
    C. 管形颗粒　　　　　　　　　　D. HBsAg
    E. HBeAg

17. 患者血清中**不易**检出的HBV抗原成分是
    A. 抗-HBs
    B. 抗-HBc
    C. HBsAg
    D. HBcAg
    E. HBeAg

18. 下列理化因素对乙肝病毒的作用效果最好的是
    A. 低温
    B. 紫外线照射
    C. 70%乙醇
    D. 60℃ 30min
    E. 100℃ 5min

19. 乙型肝炎的潜伏期为
    A. 1~7d
    B. 10~30d
    C. 20~40d
    D. 1~60d
    E. 30~160d

20. 人类免疫缺陷病毒引起艾滋病的感染类型是
    A. 急性感染
    B. 慢性感染
    C. 潜伏感染
    D. 隐性感染
    E. 慢发病毒感染

21. 人类免疫缺陷病毒可侵犯的细胞是
    A. 胸腺细胞
    B. 树突状细胞
    C. 中性粒细胞
    D. B细胞
    E. $CD4^+$ T细胞

22. 防治艾滋病措施**错误**的是
    A. 加强卫生宣教工作
    B. 建立监测机构
    C. 严格筛选供血人员
    D. 杜绝吸毒
    E. 高危人群抗生素治疗

23. 狂犬病病毒的形状是
    A. 球形
    B. 杆形
    C. 蝌蚪形
    D. 弹头形
    E. 鹿角形

24. 狂犬病侵入机体的途径是
    A. 呼吸道
    B. 消化道
    C. 咬伤
    D. 昆虫媒介
    E. 输血

25. 狂犬病的别称是
    A. 恐水病   B. 猩红热
    C. 麻疹   D. 水痘
    E. 出血热

26. 乙型脑炎主要传染源是
    A. 患者   B. 病毒携带者
    C. 蚊   D. 幼猪
    E. 家禽

27. 下列病原体都是节肢动物为传播媒介的是
    A. 乙肝病毒、甲肝病毒
    B. 麻疹病毒、风疹病毒
    C. 流感病毒、柯萨奇病毒
    D. 乙脑病毒、立克次体
    E. 狂犬病病毒、冠状病毒

28. 下列病原体与所致疾病错误的是
    A. 乙脑由脑膜炎奈瑟菌引起
    B. 亚急性细菌性心内膜炎由甲型溶血性链球菌引起
    C. 亚急性硬化性全脑炎由麻疹病毒引起
    D. 乙脑由乙型脑炎病毒引起
    E. 流脑由脑膜炎奈瑟菌引起

29. 轮状病毒引起的疾病是
    A. 急性心肌炎   B. 秋季腹泻
    C. 上呼吸道感染   D. 乙脑
    E. 婴幼儿腹泻

30. 森林脑炎病毒侵入机体的途径是
    A. 呼吸道   B. 消化道
    C. 密切接触   D. 昆虫媒介
    E. 飞沫

31. 登革热病毒的传播媒介是
    A. 蜱   B. 蚊
    C. 蚤   D. 虱
    E. 螨

32. 不属于疱疹病毒的是

    A. HSV   B. VZV

    C. CMV   D. RSV

    E. EBV

33. 引起生殖器疱疹的病毒是

    A. HSV-1   B. HSV-2

    C. VZV   D. CMV

    E. EBV

34. 流行性出血热的有效预防措施是

    A. 防鼠灭鼠   B. 防蚊灭蚊

    C. 防蜱灭蜱   D. 防蚤灭蚤

    E. 防虱灭虱

A2 型题

35. 某护士为乙型肝炎患者采集血标本时，不慎将血液滴在患者的床头柜上，此时护士对该床头柜的处理方法，正确的是

    A. 日光暴晒   B. 流水刷洗

    C. 卫生纸擦拭   D. 消毒液擦拭

    E. 湿毛巾擦拭

36. 某患者因食用不洁食物而导致甲型肝炎，应采取

    A. 空气隔离   B. 消化道隔离

    C. 保护性隔离   D. 飞沫隔离

    E. 接触隔离

37. 患者，女性，25 岁，诊断为丙型肝炎，其主要传播途径是

    A. 粪口途径   B. 水传播

    C. 食物传播   D. 血液传播

    E. 媒介传播

38. 患者，男性，27 岁，既往体健，体检时肝功能正常，抗 -HBs 阳性，其他血清病毒标志物均为阴性，该患者此时状况是

    A. 乙肝且有传染性   B. 乙肝但病情稳定

    C. 乙肝携带者   D. 乙肝恢复期

    E. 对乙肝病毒具有免疫力

39. 某孕妇, 37 岁, 发现 HBsAg(+), 但无任何症状, 肝功能正常, 足月顺利分娩, 为阻断垂直传播, 对此新生儿最适宜的预防方法是

    A. 乙肝疫苗

    B. 丙种球蛋白

    C. 乙肝疫苗 + 丙种球蛋白

    D. 高效价乙肝免疫球蛋白

    E. 乙肝疫苗 + 高效价乙肝免疫球蛋白

40. 某职工食堂 3 周内有 10 名工作人员相继出现乏力、食欲减退、巩膜黄染, HBsAg(-)、抗 HAV-IgM(+)、抗 HAV-IgG(-), 最可能的诊断是

    A. 乙肝   B. 丙肝

    C. 甲肝   D. 丁肝

    E. 戊肝

41. 患者, 男性, 29 岁, 被确诊为 HIV 感染者, 护士对其进行健康教育指导时, **不正确**的是

    A. 排泄物用漂白粉消毒   B. 严禁献血

    C. 可经性接触传播   D. 不能和他人共用牙刷

    E. 外出时应戴口罩

42. 患者, 男性, 33 岁, 体检发现血液中 HIV 抗体阳性, 其最具传染性的物质是

    A. 尿液   B. 泪液

    C. 粪便   D. 血液

    E. 汗液

43. 预防、医疗、保健机构发现艾滋病患者时, 以下措施**不正确**的是

    A. 身体约束   B. 给予宣教

    C. 留观   D. 医学观察

    E. 定期和不定期访视

44. 某 4 岁患儿, 曾与水痘患儿接触, 对其应该采取的措施是

    A. 注射维生素   B. 注射抗生素

    C. 注射疫苗   D. 隔离观察

    E. 入院治疗

45. 某 3 岁患儿, 发热 2d 后出现皮疹而入院, 经诊断为水痘, 护士对患儿采取的隔离方法是

    A. 呼吸道隔离   B. 消化道隔离

C. 水源隔离　　　　　　　　D. 保护隔离

E. 虫媒隔离

46. 某4岁患儿，近期因口痛、厌食、低热、手、足、口腔等部位出现小疱疹而哭闹，该患儿可能患的疾病为

A. 水痘　　　　　　　　　　B. 麻疹

C. 猩红热　　　　　　　　　D. 手足口病

E. 带状疱疹

47. 某社区护士拟向社区居民宣传乙脑的预防知识，在强调接种乙脑疫苗的同时，还应动员社区居民做好

A. 家禽管理　　　　　　　　B. 灭蝇工作

C. 家畜管理　　　　　　　　D. 灭蚊工作

E. 灭鼠工作

48. 某5岁患儿，因流行性乙型脑炎入院，该病主要侵犯的人体系统是

A. 免疫系统　　　　　　　　B. 呼吸系统

C. 循环系统　　　　　　　　D. 骨骼肌肉系统

E. 中枢神经系统

49. 某8岁患儿，被狗咬伤2年，已愈合的伤口处无故出现虫爬蚁走样感觉，并开始有发热、烦躁、目光异样、持续狂躁不安、恐水、怕光等症状，该患儿可能患的疾病是

A. 破伤风　　　　　　　　　B. 狂犬病

C. 流脑　　　　　　　　　　D. 乙脑

E. 登革热

A3/A4型题

（50~52题共用题干）

患者，男，22岁，因浑身无力、食欲减退、恶心等前来就诊，血清HBV抗原抗体检测结果为：HBsAg（＋）、抗－HBs（－）、HBeAg（＋）、抗－HBe（－）、抗HBcIgM（＋）。

50. 该患者所患疾病是

A. 甲肝　　　　　　　　　　B. 乙肝

C. 丙肝　　　　　　　　　　D. 丁肝

E. 戊肝

51. 该患者处于

A. 无症状病毒携带者　　　　B. 既往感染者

C. 急性感染恢复期　　　　　D. 急性感染者

E. 慢性感染者

52. 该疾病侵入机体最主要的传播途径是

A. 消化道传播　　　　　　　B. 垂直传播

C. 媒介昆虫叮咬传播　　　　D. 输血和注射传播

E. 接触传播

（53～55题共用题干）

患者，女，35岁，因近6个月体重下降、腹泻、发热、反复出现口腔真菌感染、浅表淋巴结肿大等，有不洁性生活史和吸毒史。

53. 该患者可能患的疾病是

A. 艾滋病　　　　　　　　　B. 肠炎

C. 口腔炎　　　　　　　　　D. 结核

E. 肝炎

54. 该疾病的主要传播方式是

A. 消化道传播　　　　　　　B. 垂直传播

C. 媒介昆虫叮咬传播　　　　D. 输血和注射传播

E. 性传播

55. 该疾病的感染过程分为几个阶段

A. 1　　　　　　　　　　　　B. 2

C. 3　　　　　　　　　　　　D. 4

E. 5

（56～58题共用题干）

患者，男，60岁，以收购废品为生，居住在垃圾场附近。近日突然发病，出现高热、腰痛、尿少、视觉模糊等症状，实验室检查：血清汉坦病毒特异性 IgM（＋）。

56. 该患者可能患的疾病是

A. 登革热　　　　　　　　　B. 伤寒

C. 森林脑炎　　　　　　　　D. 流行性出血热

E. 乙脑

57. 引起该病的微生物是

A. 登革热病毒　　　　　　　B. 汉坦病毒

C. 森林脑炎病毒　　　　　　D. 狂犬病病毒

E. 乙脑病毒

58. 该疾病的传染源是
    A. 鼠 　　　　　　　　　B. 猫
    C. 狗 　　　　　　　　　D. 猪
    E. 狼

（杨全凤）

第八章 | 其他微生物

第一节 支 原 体

支原体是一类没有细胞壁、呈多形性、能通过细菌滤器、能在人工培养基中生长繁殖的最小的原核细胞型微生物。

生物学特性:支原体多呈球形和丝形。常用吉姆萨染色呈淡紫色。以二分裂法繁殖,在固体培养基中经2～3d培养后出现荷包蛋样菌落。对热的抵抗力弱,耐冷。对75%酒精及来苏敏感,对红霉素、链霉素、多西环素、氯霉素等敏感。

致病性和免疫性:对人致病主要有肺炎支原体,解脲支原体。肺炎支原体经呼吸道传播,引起人类原发性非典型病原体肺炎。解脲支原体通过性接触传播,引起非淋菌性尿道炎、前列腺炎等;通过垂直传播,引起早产、流产、死胎等;经产道感染引起新生儿肺炎或脑膜炎。可导致男性不育症。

第二节 衣 原 体

衣原体是一类能通过细菌滤器、严格细胞内寄生、有独特发育周期的原核细胞型微生物。

生物学特性:革兰氏染色阴性,圆形或椭圆形,有细胞壁,具有独特的发育周期,二分裂繁殖,对多种抗生素敏感。不能在人工培养基上生长,多用鸡胚接种、动物接种和细胞培养。抵抗力较弱,对红霉素、利福平、氯霉素、诺氟沙星等抗生素敏感。

致病性和免疫性:仅少数致病,最常见的是沙眼衣原体。主要引起沙眼、包涵体结膜炎、泌尿生殖道感染、性病淋巴肉芽肿及呼吸道感染。沙眼居致盲病因之首位，主要传播方式眼－手－眼。

第三节 立 克 次 体

立克次体是一类具有细胞壁，大小介于细菌与病毒之间，以二分裂方式繁殖，含有 DNA 和 RNA，严格细胞内寄生的原核细胞型微生物。

生物学特性：其生物学特性与细菌相似，大多数立克次体对理化因素的抵抗力较弱，对多种抗生素敏感。

致病性和免疫性：常见所致疾病有流行性斑疹伤寒、地方性斑疹伤寒、恙虫病等。

第四节 螺 旋 体

螺旋体是一类细长、柔软、弯曲呈螺旋状，运动活泼的原核细胞型微生物。

一、钩端螺旋体

生物学特性：钩端螺旋体钩体纤细，螺旋排列细密而规则，一端或两端弯曲呈钩状，常呈 S 或 C 字形。革兰氏染色阴性，但难着色，常用镀银染色法，呈棕褐色。钩体是致病螺旋体中唯一能人工培养的，常用柯氏培养基培养。钩体在自然界中活力较强。耐寒不耐热和干燥，56℃ 10min 即死亡，对青霉素、庆大霉素等敏感。

致病性及免疫性：钩体病是人畜共患传染病。鼠和猪是主要传染源和储存宿主。早期主要表现为"寒热、酸痛、全身乏力、眼红、腿痛（腓肠肌压痛）、浅表淋巴结肿大"。后期表现组织器官的出血和坏死，其中以肺大出血最为凶险，常导致死亡。

病后机体可获得对同型钩体的持久免疫力，以体液免疫为主。

二、梅毒螺旋体

生物学特性：梅毒螺旋体螺旋致密而规则，两端尖直，运动活泼，在暗视野显微镜头下易于观察。对冷、热、干燥特别敏感，对一般消毒剂敏感，对青霉素、四环素、红霉素或砷剂敏感。

致病性和免疫性：梅毒属于性病的一种，患者是唯一的传染源，主要通过性接触传播、血液传播引起获得性梅毒,也可经胎盘传给胎儿,引起先天性梅毒。获得性梅毒临床上分三期,I期梅毒主要在外生殖器出现无痛性下疳。II期梅毒主要表现为全身皮肤、黏膜梅毒疹、淋巴结肿大,可累及骨、关节等器官。III期梅毒为晚期梅毒亦称内脏或器官梅毒,多发生于感染后2年,病变累及全身各系统和器官,尤以心血管系统、神经系统及骨骼病变多见。

机体对梅毒的免疫与感染同时存在,以细胞免疫为主。

第五节　放　线　菌

放线菌是一类在生物学特性上介于细菌和真菌之间的原核细胞型微生物。

生物学特性:生物学特性以二分裂方式繁殖。革兰氏染色阳性。对青霉素、四环素、磺胺类等药物敏感。

致病性和免疫性:迄今已报道的8 000种抗生素中80%是由放线菌产生,如链霉素、庆大霉素、四环素等。大多不致病,对人致病的放线菌主要有伊氏放线菌、星形诺卡菌等。

第六节　真　　菌

真菌是一种真核细胞型微生物。细胞结构完整,具有典型的细胞核与完整的细胞器,不含叶绿素、无根、茎、叶的分化。

一、生物学特性

(一)形态与结构

1. 菌丝　在适宜的环境中,由孢子生出芽管,逐渐延长呈丝状,称为菌丝。菌丝有多种形态,可作为真菌的鉴别依据。

2. 孢子　孢子是真菌的繁殖方式之一,一条菌丝上可长出多个孢子。孢子分为有性孢子和无性孢子两类。

(二)培养与繁殖

真菌以出芽、形成菌丝、产生孢子、菌丝分支与断裂等多种方式进行繁殖。

（三）抵抗力

真菌对干燥、日光、紫外线及一般消毒剂均有较强的抵抗力。对 2.5% 碘酊、2% 石炭酸、0.1% 升汞、10% 甲醛较敏感。对常用的抗生素如青霉素、链霉素、四环素等不敏感。克霉唑、两性霉素 B、制霉菌素、酮康唑等对某些真菌有抑制作用。

二、致病性和免疫性

1. 病原性真菌感染　主要为外源性感染，可引起皮肤、皮下组织和全身性真菌感染。

2. 条件致病性真菌感染　主要为内源性感染，与机体抵抗力降低或菌群失调有关，如长期使用抗生素、放射治疗和化学治疗、各种营养不良、先天或获得性免疫缺陷患者所伴随的白假丝酵母菌感染，如鹅口疮、阴道炎、甲沟炎、肺炎、脑膜炎等。

3. 超敏反应性疾病　某些真菌可引起Ⅰ型超敏反应，还有一些不明原因的Ⅱ型和Ⅳ型超敏反应。

4. 真菌性中毒症　有些真菌在粮食或饲料上生长，人、畜食后可导致急性或慢性中毒。

5. 真菌毒素与肿瘤的关系　近年来不断发现有些真菌毒素与肿瘤有关，其中研究最多的是黄曲霉毒素，其毒性很强，小剂量即可有致癌作用。

测试题

A1 型题

1. 暗视野显微镜常用于检测的病原体是
    A. 立克次体
    B. 病毒
    C. 支原体
    D. 衣原体
    E. 螺旋体

2. 钩端螺旋体的传播方式是
    A. 呼吸道途径
    B. 接触鼠、猪尿污染的水及土壤
    C. 皮肤伤口感染芽孢
    D. 犬咬伤
    E. 性接触

3. 梅毒的传染源是
    A. 猫
    B. 人
    C. 鼠
    D. 蚤
    E. 蚊

4. 关于梅毒螺旋体叙述**错误**的是

    A. 患者是梅毒唯一传染源

    B. 主要通过性接触传播,也可通过胎盘传给胎儿

    C. 螺旋致密而规则

    D. 对干燥、热、冷均不敏感

    E. 对青霉素敏感

5. Ⅰ期梅毒患者,检查梅毒螺旋体的最适标本是

    A. 血液   B. 尿液

    C. 硬下疳渗出液   D. 局部淋巴结抽出液

    E. 梅毒疹渗出液

6. 恙虫病的传播媒介是

    A. 人虱   B. 鼠蚤

    C. 恙螨   D. 硬蜱

    E. 按蚊

7. 具有特殊发育周期的是

    A. 支原体   B. 衣原体

    C. 立克次体   D. 螺旋体

    E. 病毒

8. 衣原体发育周期中具有繁殖能力的是

    A. 原体   B. 包涵体

    C. 始体   D. 中介体

    E. 核糖体

9. 引起沙眼的微生物是

    A. 病毒   B. 支原体

    C. 衣原体   D. 立克次体

    E. 螺旋体

10. 引起非淋菌性尿道炎最常见的病原体是

    A. 立克次体   B. 衣原体

    C. 淋球菌   D. 钩端螺旋体

    E. 白假丝酵母菌

11. 引起原发性非典型性肺炎的是

    A. 立克次体   B. 支原体

C. 衣原体   D. 螺旋体

E. 病毒

12. 黄曲霉毒素可引起

     A. 原发性肝癌   B. 真菌性感染

     C. 条件性真菌感染   D. 皮肤癣症

     E. 真菌超敏反应性疾病

13. 皮肤癣菌感染为

     A. 原发性肝癌   B. 各种癣症

     C. 鹅口疮   D. 真菌超敏反应性疾病

     E. 真菌中毒症

14. 白假丝酵母菌引起的疾病**不包括**

     A. 阴道炎   B. 肺炎

     C. 脑膜炎   D. 鹅口疮

     E. 假膜性肠炎

A2 型题

15. 患者,男,26 岁,有不洁性交史,3 个月前生殖器冠状沟有不痛溃疡,自愈。近 1 个月来颈、腋淋巴结肿大,四肢躯干出现斑丘疹,曾治疗但病情反复。检查:全身皮肤黏膜皮疹掌跖见硬性脓疱带鳞屑,生殖器无皮损。该患者可能患的疾病是

     A. 单纯疱疹   B. 梅毒

     C. 过敏性皮炎   D. 湿疹

     E. 带状疱疹

16. 患儿,男,8 岁,经常去游泳馆游泳。一周前双眼红肿,结膜充血,经医院诊断为包涵体结膜炎,病原体应为

     A. 病毒   B. 衣原体

     C. 支原体   D. 真菌

     E. 螺旋体

A3/A4 型题

（17~19 题共用题干）

患者,女,68 岁。患大叶性肺炎,高热昏迷 10d,10d 内给予大量抗生素治疗。近日发现口腔黏膜破溃,创面上附着白色膜状物,拭去附着物可见创面轻微出血。

17. 该患者口腔病变可能感染的是

     A. 病毒   B. 衣原体

C. 支原体
D. 真菌

E. 螺旋体

18. 这种病原体最常用的培养基是

A. 鸡胚接种
B. 动物接种

C. 细胞培养
D. 柯氏培养基

E. 沙保弱氏培养基

19. 对于该病的对症治疗**不恰当**的是

A. 停用抗生素
B. 局部用药

C. 使用制霉菌素
D. 注意个人卫生

E. 用弱酸性溶液局部清洗

（20～22题共用题干）

患者,男,20岁,农民。7月15日在小河游泳后高热3d,伴畏寒、头痛、全身酸痛、腿痛乏力,体温39.5℃,巩膜黄染,结膜充血,腋下可见出血点。肝右肋下1.5cm,质中。脾未触及。腹股沟有蚕豆大小淋巴结3个。血常规:白细胞16.5×10^9/L,中性粒细胞0.80;尿胆红素(+),尿常规:白细胞3～5个/HP;血清总胆红素为102μmol/L,谷丙转氨酶250IU/L。

20. 该患者可能患的疾病是

A. 伤寒
B. 梅毒

C. 肺炎
D. 肝炎

E. 钩体病

21. 该病病原体是

A. 病毒
B. 衣原体

C. 支原体
D. 真菌

E. 螺旋体

22. 该病最常见传播途径是

A. 呼吸道途径
B. 接触鼠、猪尿污染的水及土壤

C. 消化道途径
D. 犬咬伤

E. 性接触

（王丽红）

第九章 人体寄生虫概述

第一节 寄生关系与生活史

一、寄生现象

1. 寄生 两种生物生活在一起,一方受益,另一方受害,受害的一方为受益的一方提供营养物质和居住场所,两者之间形成寄生关系。

2. 寄生虫 可从不同角度将寄生虫分为以下几类:

(1)按其寄生部位的不同,分为体内寄生虫与体外寄生虫。

(2)按其寄生时间的不同,分为长期寄生虫与暂时性寄生虫。

(3)按其寄生性质的不同,分为专性寄生虫与兼性寄生虫;偶然寄生虫与机会致病寄生虫。当寄生虫寄生于人体时,则称为人体寄生虫。

3. 宿主 指在寄生关系中受害的一方。寄生虫在发育过程中,需要宿主为其提供生存的环境,有的只需一个宿主,有的需要两个或两个以上宿主。可将宿主分为:

(1)终宿主:寄生虫成虫或有性生殖阶段所寄生的宿主称为终宿主。

(2)中间宿主:寄生虫幼虫或无性生殖阶段所寄生的宿主称为中间宿主,如某些寄生虫需要两个以上中间宿主,则按其寄生的先后顺序称为第一、第二中间宿主。

(3)储存宿主或保虫宿主:寄生虫寄生的除人体外的脊椎动物称为储存宿主或保虫宿主。

(4)转续宿主:有些寄生虫的幼虫侵入非正常宿主后,虽能成活,但不能继续发育,长期保持幼虫状态,对正常宿主保持感染性,如有机会进入正常宿主体内,则可继续发育为成虫,这种非正常宿主称为转续宿主。

二、生活史

1. 生活史　寄生虫完成一代生长、发育、繁殖的整个过程。
2. 感染阶段　具有感染人体能力的阶段。

第二节　寄生虫与宿主的相互关系

一、寄生虫对宿主的作用

1. 夺取营养　寄生虫为满足其生长、发育、繁殖的需要,需要从宿主处掠夺营养。寄生的虫体数目越多,掠夺的营养也越多。
2. 机械性损伤　寄生虫在入侵、移行、定居的过程中对所寄生的部位及周围的组织器官造成机械性损害、压迫或阻塞。
3. 毒性与免疫损伤　寄生虫的排泄物、代谢产物、分泌物等可作为变应原,引起宿主组织损害或免疫病理反应。

二、宿主对寄生虫的作用

1. 固有免疫　是先天具有的免疫力,宿主机体通过屏障作用、吞噬作用、体液中的免疫分子发挥防御功能。
2. 适应性免疫　是寄生虫感染宿主后引起免疫应答而产生的获得性免疫力。可分为消除性免疫和非消除性免疫。
（1）消除性免疫：指宿主能清除体内寄生虫,并对再感染产生完全的防御能力,仅见于杜氏利什曼原虫所引起的黑热病。
（2）非消除性免疫：比较多见,指宿主不能完全清除体内寄生虫,维持在低密度水平,但对再感染有一定的免疫力,如果体内寄生虫完全被清除,这种免疫力也随之减弱或消失。

第三节　寄生虫病的流行与防治原则

1. 寄生虫病流行的基本环节　传染源、传播途径、易感人群。

2. 影响寄生虫病流行的因素　自然因素、社会因素。

3. 寄生虫病的防治原则　消灭传染源、切断传播途径、保护易感人群。

测试题

A1 型题

1. 寄生在宿主体内的寄生虫称
   A. 体外寄生虫
   B. 体内寄生虫
   C. 兼性寄生虫
   D. 永久性寄生虫
   E. 暂时性寄生虫

2. 寄生虫成虫或有性生殖阶段寄生的宿主称
   A. 终宿主
   B. 第一中间宿主
   C. 保虫宿主
   D. 第二中间宿主
   E. 转续宿主

3. 寄生虫对宿主的机械性损伤，**不包括**
   A. 阻塞腔道
   B. 夺取营养
   C. 压迫组织
   D. 吸附作用
   E. 破坏细胞

4. 寄生虫病的流行特点有
   A. 无季节性
   B. 仅有季节性
   C. 无地方性
   D. 仅有地方性
   E. 既有地方性，又有季节性

5. 影响寄生虫病流行的因素**不包括**
   A. 社会因素
   B. 生物种群因素
   C. 环境气候因素
   D. 生活习惯因素
   E. 人为因素

6. 寄生虫病的传染源**不包括**
   A. 中间宿主
   B. 带虫者
   C. 感染的家畜
   D. 感染的野生动物
   E. 寄生虫病患者

7. 寄生虫侵入人体后能继续发育或繁殖的阶段是
   A. 诊断阶段
   B. 致病阶段

C. 感染阶段   D. 游移阶段

E. 寄生阶段

8. 专性寄生虫是

A. 成虫营自生生活的寄生虫

B. 幼虫营自生生活的寄生虫

C. 既可营自生生活,又可营寄生生活的寄生虫

D. 成虫和幼虫均营自生生活的寄生虫

E. 寄生虫生活史全部阶段,或至少有部分阶段营寄生生活的寄生虫

9. 机会致病寄生虫是

A. 偶然感染的寄生虫   B. 感染非正常宿主的寄生虫

C. 暂时寄生的寄生虫   D. 免疫功能低下时致病的寄生虫

E. 免疫功能正常时致病的寄生虫

10. 人兽共患寄生虫病中,人主要作为

A. 保虫宿主   B. 转续宿主

C. 终宿主   D. 第一中间宿主

E. 第二中间宿主

11. 预防经口感染的寄生虫主要采取的措施不包括

A. 粪便管理   B. 防止粪便污染食物、水源

C. 注意个人卫生   D. 改善不良的饮食习惯

E. 劳动时穿筒靴

12. 肺吸虫的成虫寄生在人或犬、狼的肺脏内,幼虫先后寄生在川卷螺和蝲蛄体内,故人是肺吸虫的

A. 终宿主   B. 中间宿主

C. 保虫宿主   D. 转续宿主

E. 传播媒介

13. 肝吸虫在整个发育过程中,幼虫期需先后寄生在豆螺和淡水鱼虾体内发育和繁殖,因此,豆螺是肝吸虫的

A. 保虫宿主   B. 转续宿主

C. 第一中间宿主   D. 第二中间宿主

E. 终宿主

14. 有些寄生虫是人畜共患寄生虫,在流行病学上,这些畜、兽是寄生虫的

A. 终宿主   B. 中间宿主

C. 保虫宿主   D. 转续宿主

E. 传播媒介

15. 在寄生虫生活史发育的各个阶段中,具有感染人的能力的某一特定发育阶段,称为

A. 生活史   B. 感染阶段

C. 保虫宿主   D. 转续宿主

E. 带虫者

16. 宿主感染寄生虫后,对同种寄生虫的再感染具有一定的免疫力,这种免疫随寄生虫的消失而减弱或消失,这种免疫称为

A. 消除性免疫   B. 非消除性免疫

C. 带虫免疫   D. 伴随免疫

E. 适应性免疫

17. 人体感染血吸虫后,可抵抗血吸虫童虫的再感染,但对体内成虫无免疫作用,这种免疫称为

A. 伴随免疫   B. 固有免疫

C. 带虫免疫   D. 消除性免疫

E. 非消除性免疫

(王丽红)

第十章 | 常见人体寄生虫

第一节 医 学 蠕 虫

一、似蚓蛔线虫

（一）形态

1. 成虫 虫体呈圆柱形,似蚯蚓。体表可见细横纹和侧线,顶端具唇瓣。雌虫尾部尖直;雄虫尾部弯曲。

2. 虫卵 受精卵为宽椭圆形,卵壳较厚,外有一层棕黄色的蛋白质膜,卵内含一个卵细胞;未受精卵为长椭圆形,卵壳与蛋白质膜均比受精卵薄,卵内充满折光性颗粒。

（二）生活史

1. 发育过程 成虫寄生于人体小肠→产卵→排出体外→感染期虫卵→经口误食→幼虫在小肠内孵出→入小静脉或小淋巴管→右心→肺泡→支气管→气管→咽部→食管→小肠。

2. 要点

（1）寄生部位:小肠。

（2）感染阶段:感染期虫卵。

（3）传播途径:经口感染。

（三）致病性

1. 幼虫的致病性 最常受损的器官为肺,即蛔蚴性肺炎。

2. 成虫的致病性 成虫寄生在人体小肠中,引起蛔虫病。

3. 并发症 胆道蛔虫病是最常见的并发症;也可造成肠梗阻。

（四）标本采集与检查

一般采用粪便直接涂片法检查虫卵。

二、钩虫

（一）形态

1. 成虫　虫体细小，约1cm。十二指肠钩虫虫体略呈"C"形，有2对钩齿，美洲钩虫虫体略呈"S"形，有1对板齿。雌虫尾端尖直，雄虫末端膨大成交合伞。

2. 虫卵　椭圆形，无色透明，卵壳极薄，内含2~4个卵细胞；卵壳与卵细胞之间有明显的空隙。两种钩虫卵形态相似，不易区分。

（二）生活史

1. 发育过程　成虫寄生人体小肠上段→产卵→排出体外→杆状蚴→丝状蚴→经皮肤钻入→入小静脉或淋巴管→右心→肺泡→支气管→气管→咽部→食管→小肠→发育为成虫。

2. 要点

（1）寄生部位：小肠。

（2）感染阶段：丝状蚴。

（3）传播途径：经皮肤感染。

（三）致病性

1. 幼虫的致病性　钩蚴性皮炎、钩蚴性肺炎。

2. 成虫的致病性　吸血是对人体的主要危害，由于慢性失血，故导致缺铁性贫血；个别患者有"异嗜症"。

（四）标本采集与检查

常采用饱和盐水浮聚法，以提高检出率。

三、蠕形住肠线虫

（一）形态

1. 成虫　虫体细小，乳白色，线头状，雌虫尾端尖直；雄虫尾端向腹面弯曲，呈"6"字形。

2. 虫卵　形似柿核，两侧不对称，无色透明，卵壳厚，内含一蝌蚪期胚。

（二）生活史

1. 发育过程　成虫寄生人体回盲部→雌雄交配→雌虫自肛门爬出→肛周产卵→约6h发育成感染期虫卵→经口感染→下行至回盲部发育为成虫。

2. 要点

（1）寄生部位：小肠回盲部。

（2）感染阶段：感染期虫卵。

（3）传播途径：经口感染。

（三）致病性

因雌虫在肛周产卵，蛲虫病的主要表现是刺激皮肤引起肛门及会阴部奇痒；蛲虫可异位寄生。

（四）标本采集与检查

常用透明胶纸法或棉签拭子法。

四、华支睾吸虫

（一）形态

1. 成虫　形似葵花子仁。一对呈分支状的睾丸，前后排列于虫体后1/3处。

2. 虫卵　黄褐色，似芝麻粒形，具卵盖，有一肩峰及小疣。卵内含有毛蚴。

（二）生活史

1. 发育过程　成虫寄生于人或猫、狗等肝胆管→产卵、入水→第一中间宿主豆螺等→尾蚴→第二中间宿主淡水鱼或虾→囊蚴→经口食入含活囊蚴的淡水鱼或虾→童虫→成虫。

2. 要点

（1）寄生部位：肝胆管。

（2）感染阶段：囊蚴。

（3）传播途径：经口感染。

（4）中间宿主：豆螺等淡水螺；淡水鱼、虾。

（三）致病性

成虫寄生于肝胆管中，引起肝吸虫病。并发胆管炎、胆囊炎、胆结石、肝硬化等。

（四）标本采集与检查

采用十二指肠引流法、沉淀法提高检出率。

五、日本裂体吸虫

（一）形态

1. 成虫　虫体细长，外观似线虫。雌雄异体；雄虫形成抱雌沟；常有睾丸 7 个，呈串珠状排列；雌虫常居留于抱雌沟内，雌雄虫呈合抱状态。

2. 虫卵 淡黄色,椭圆形,卵壳薄,无盖,有一小棘;内含一毛蚴。

（二）生活史

1. 发育过程 成虫寄生门脉－肠系膜静脉→产卵、入水→钉螺→尾蚴→经皮肤侵入→童虫→入小静脉或淋巴管→右心→肺→左心→体循环→肠系膜动脉→穿过毛细血管→肝门静脉→雌雄合抱→肠系膜静脉及直肠静脉→交配、产卵。

2. 要点

（1）寄生部位:门脉－肠系膜静脉。

（2）感染阶段:尾蚴。

（3）传播途径:经皮肤感染。

（4）中间宿主:钉螺。

（三）致病性

尾蚴钻入人体,引起局部皮肤瘙痒和丘疹,引起尾蚴性皮炎;成虫寄生在血管内,引起静脉内膜炎、静脉周围炎;虫卵致病最为严重,最常受累的是肝脏和结肠。表现为急性期血吸虫病、慢性期血吸虫病、晚期血吸虫病。

（四）标本采集与检查

粪便直接涂片法;沉淀法或直肠黏膜活组织检查。

六、猪带绦虫

（一）形态

1. 成虫 乳白色,半透明,长带状,分头节、颈部、链体三部分。链体依次分为幼节、成节和孕节,孕节仅含充满虫卵的子宫,子宫分支数为7～13支。

2. 虫卵 近球形,卵壳极薄,易脱落,常见外层是较厚的、棕黄色的胚膜,内含一个球形的六钩蚴。

（二）生活史

1. 发育过程

（1）成虫寄生人体小肠→孕节脱落、排出→被猪吞食→六钩蚴→囊尾蚴→人误食含活囊尾蚴的猪肉→小肠内发育为成虫。人是猪带绦虫的终宿主,猪是中间宿主。

（2）人误食虫卵或孕节→多个部位发育成囊尾蚴。人是中间宿主。

2. 要点

（1）寄生部位:小肠(成虫);皮下、脑、眼(囊尾蚴)。

（2）感染阶段:虫卵;囊尾蚴。

（3）传播途径：经口感染。

（4）中间宿主：人、猪。

（三）致病性

1. 成虫　成虫寄生小肠，引起猪带绦虫病，一般症状较轻。

2. 囊尾蚴　囊尾蚴寄生于人体，引起囊尾蚴病，较成虫严重，其危害程度可因囊尾蚴寄生的部位、数量而异。常见皮下肌肉囊尾蚴病、脑囊尾蚴病、眼囊尾蚴病。

（四）标本采集与检查

询问患者是否有生食"米猪肉"或排出节片的病史有助于诊断。压片法直接观察子宫分支数可确诊。囊尾蚴病可根据寄生部位选用诊断方法。

第二节　医　学　原　虫

一、溶组织内阿米巴

（一）形态

1. 滋养体　滋养体借助单一定向的伪足而运动，具一个球形的泡状核，但在培养基中的滋养体往往有2个以上的核。

2. 包囊　滋养体在肠腔里成囊。在未成熟包囊中有糖原泡。成熟包囊有4个核，圆形，包囊壁光滑。核为泡状核，与滋养体的相似但稍小。

（二）生活史

1. 发育过程　含四核的成熟包囊（感染性包囊）→经口摄入→滋养体→在结肠上端摄食细菌并进行二分裂增殖→滋养体在肠腔内形成四核包囊→随粪便排出。

2. 要点

（1）寄生部位：小肠。

（2）感染阶段：四核包囊。

（3）传播途径：经口感染。

（三）致病性

1. 肠阿米巴病　常见部位在盲肠和升结肠，其次为直肠、乙状结肠和阑尾。肠穿孔是最严重的并发症。

2. 肠外阿米巴病　阿米巴性肝脓肿最常见，可继发多发性肺阿米巴病。阿米巴性脑脓肿的病程进展迅速，如不及时治疗，病死率高。

（四）标本采集与检查

肠阿米巴病利用粪检，盐水涂片法可以检出活动的滋养体；脓肿穿刺液可以采用涂片检查；慢性腹泻患者以检查包囊为主，可使用碘液涂片法。

二、疟原虫

以间日疟原虫为例予以说明。

（一）形态

1. 滋养体　早期滋养体，胞质较少，中间有空泡，胞核小；晚期滋养体，整个虫体长大，出现疟色素和薛氏小点。

2. 裂殖体　胞核开始分裂成两个以上，但胞质并没有分裂，为未成熟裂殖体；胞核继续分裂，形成 12～24 个裂殖子，为成熟裂殖体。

3. 配子体　雌配子体较大，核小而致密，多偏于虫体的一侧；雄配子体较小，核大而疏松，多位于虫体的中央。

（二）生活史

1. 发育过程

（1）在蚊体内的发育：雌、雄配子结合→合子→动合子→囊合子→子孢子。

（2）在人体内的发育：分红细胞外期和红细胞内期两个阶段。

1）红细胞外期：子孢子→进入肝细胞→裂体增殖→释放裂殖子。

2）红细胞内期：裂殖子→进入红细胞→早期滋养体→晚期滋养体→未成熟裂殖体→成熟裂殖体→裂殖子→雌、雄配子体。

2. 要点

（1）寄生部位：肝细胞、红细胞。

（2）感染阶段：子孢子。

（3）传播途径：经蚊虫叮咬。

（4）中间宿主：人。

（三）致病性

1. 发作　典型的疟疾发作表现为周期性的寒战、发热、出汗退热三个连续阶段。

2. 再燃与复发

（1）再燃：疟疾初发停止后，患者没有再感染，红细胞内残留的少量疟原虫在一定条件下又重新大量繁殖，再次出现疟疾的发作，称为再燃。

（2）复发：疟疾初发患者红内期疟原虫已被消灭，未被蚊媒传播感染，经过数周至数年的潜隐期后，又出现疟疾发作，称为复发。

3. 贫血　疟疾发作，直接破坏红细胞，可出现贫血。

4. 脾大和凶险型疟疾。

（四）标本采集与检查

采用厚、薄血膜染色镜检法进行检查，检查时注意采血时间。

三、刚地弓形虫

（一）形态

主要有滋养体（速殖子和缓殖子）、包囊、裂殖体、配子体、卵囊（含有子孢子）5种形态。

（二）生活史

1. 发育过程

（1）速殖子期：滋养体形成假包囊。

（2）缓殖子期：缓殖子形成包囊。

（3）裂殖体期：缓殖子和子孢子等，在猫科动物小肠上皮细胞内形成裂殖体。

（4）配子体期：部分裂殖子→雌、雄配子体→合子→卵囊→肠腔→随粪便排出体外。

（5）子孢子期：卵囊发育成熟。成熟卵囊是重要的感染阶段。

2. 要点

（1）寄生部位：有核细胞内。

（2）感染阶段：滋养体、包囊、卵囊。

（3）传播途径：经口、经胎盘等感染。

（4）中间宿主：人或其他动物等。

（三）致病性

1. 先天性弓形虫病　经胎盘感染。

（1）早期感染：可导致流产、畸形儿。

（2）晚期感染：可出现脑积水、脑钙化症等，其次表现为弓形虫眼病。

2. 获得性弓形虫病　经口食入包囊和卵囊所致，多数为隐性感染。

（1）有症状者：最常见颌下和颈后淋巴结肿大。

（2）隐性感染者：在抵抗力低时可出现眼、脑等不同的临床表现，例如艾滋病患者常并发弓形虫病脑炎，病死率高。

（四）标本采集与检查

涂片染色法镜检弓形虫滋养体。

四、阴道毛滴虫

（一）形态

阴道毛滴虫形态极为简单，仅有滋养体期。活体无色透明，似水滴样，呈梨形，有一细胞核，呈椭圆形；4根前鞭毛和1根后鞭毛，其外侧有一波动膜；1根轴柱。

（二）生活史及致病性

1. 发育过程及致病　阴道毛滴虫生活史简单。滋养体主要寄生于女性的阴道，通过直接或间接接触而感染。滋养体既是感染阶段也是致病阶段。可引起滴虫性阴道炎、尿道炎、前列腺炎等。

2. 要点

（1）寄生部位：女性阴道。

（2）感染阶段：滋养体。

（3）传播途径：经接触感染。

（三）标本采集与检查

取阴道后穹隆分泌物、尿液沉淀物、前列腺液做生理盐水涂片镜检活滋养体。

第三节　医学节肢动物

一、医学节肢动物的共同特征和主要分类

（一）医学节肢动物的主要特征

1. 躯体和附肢（如足、触角、触须等）分节，结构对称。

2. 体表骨骼化，由甲壳质及醌单宁蛋白组成，又称外骨骼。

3. 循环系统开放式，整个循环系统的主体称为血腔，内有无色或不同颜色的血淋巴。

4. 发育史多数经历蜕皮和变态。

（二）医学节肢动物的主要分类

1. 昆虫纲　虫体分头、胸、腹3部。头部有触角1对，胸部有足3对。与医学有关的常见种类：蚊、蝇、蚤、虱、臭虫、蟑螂、松毛虫等。

2. 蛛形纲　虫体分头胸和腹两部或头胸腹愈合成躯体，有足4对，无触角。与医学有关的常见种类有蜱、螨、蜘蛛和蝎子等。

3. 其他还有甲壳纲、唇足纲和倍足纲。

二、医学节肢动物对人类的危害

（一）直接危害
骚扰、吸血、蜇刺、毒害、超敏反应和寄生。

（二）间接危害
1. 机械性传播　节肢动物对病原体的传播仅起着携带、输送的作用。如蝇传播伤寒、痢疾、霍乱等疾病。

2. 生物性传播　是指病原体在节肢动物体内经历发育和 / 或繁殖的阶段，才具有感染性，然后再被传播到新的宿主。

（1）发育式传播：病原体在节肢动物体内只有发育而没有繁殖过程，例如丝虫幼虫在蚊体内的发育。

（2）繁殖式传播：病原体在节肢动物体内经过繁殖，数量增多，但无形态变化。例如黄热病毒、登革病毒在蚊虫体内，恙虫病立克次体在恙螨体内，鼠疫杆菌在蚤体内，回归热螺旋体在虱体内的繁殖等。

（3）发育繁殖式传播：病原体必须在虫媒体内完成发育和繁殖过程后才能传染给人。例如疟原虫在按蚊体的发育和繁殖。

（4）经卵传递式传播：病原体不仅在节肢动物体内繁殖，而且能侵入卵巢，经卵传递到下一代并使之也具有感染性。例如乙型脑炎病毒和登革病毒等都可以经蚊卵传递。

测试题

A1 型题

1. 蛲虫最主要的致病作用是
   A. 摄取大量营养
   B. 喜欢钻孔的习性
   C. 特殊的产卵习性
   D. 成虫固着造成肠壁的损伤
   E. 虫体代谢产物的刺激

2. 肉眼鉴别美洲钩虫和十二指肠钩虫的主要依据是
   A. 虫体大小
   B. 口囊中的口甲
   C. 体形
   D. 口囊和交合伞
   E. 阴门的位置

3. 钩虫的感染阶段是
   A. 含蚴卵　　　　　　　　　　B. 丝状蚴
   C. 杆状蚴　　　　　　　　　　D. 微丝蚴
   E. 成虫

4. 人可作为终宿主又可作为中间宿主的寄生虫是
   A. 丝虫　　　　　　　　　　　B. 华支睾吸虫
   C. 肺吸虫　　　　　　　　　　D. 猪肉绦虫
   E. 牛肉绦虫

5. 蛲虫的感染是由于
   A. 接触土壤中的丝状蚴　　　　B. 丝状蚴借助蚊虫
   C. 经口食入感染期虫卵　　　　D. 食入肌肉中含幼虫的囊包
   E. 通过饮水的感染期虫卵

6. 钩虫成虫的寄生部位为
   A. 盲肠　　　　　　　　　　　B. 小肠
   C. 肺　　　　　　　　　　　　D. 淋巴结
   E. 红细胞内

7. 可引起缺铁性贫血的寄生虫是
   A. 似蚓蛔线虫　　　　　　　　B. 毛首鞭形线虫
   C. 钩虫　　　　　　　　　　　D. 蠕形住肠线虫
   E. 丝虫

8. 感染性幼虫侵入人体可引起皮炎的是
   A. 似蚓蛔线虫　　　　　　　　B. 蠕形住肠线虫
   C. 丝虫　　　　　　　　　　　D. 旋毛虫
   E. 钩虫

9. 矿井下的特殊环境有利于传播的寄生虫是
   A. 丝虫　　　　　　　　　　　B. 旋毛虫
   C. 钩虫　　　　　　　　　　　D. 蠕形住肠线虫
   E. 似蚓蛔线虫

10. 虫卵排出后即对人有感染力的寄生虫是
   A. 钩虫卵　　　　　　　　　　B. 肝吸虫卵
   C. 肺吸虫卵　　　　　　　　　D. 蛔虫卵
   E. 牛带绦虫卵

11. 蠕形住肠线虫的感染阶段为
    A. 感染期卵　　　　　　　　　B. 蛲虫幼虫
    C. 杆状蚴　　　　　　　　　　D. 丝状蚴
    E. 微丝蚴

12. 蛔虫寄生于人体的
    A. 小肠　　　　　　　　　　　B. 盲肠
    C. 结肠　　　　　　　　　　　D. 肺部
    E. 肠系膜下静脉

13. 间日疟的发作时间是
    A. 8h　　　　　　　　　　　　B. 12h
    C. 24h　　　　　　　　　　　 D. 48h
    E. 72h

14. 下面**不是**蛲虫病防治原则的是
    A. 治疗患者　　　　　　　　　B. 加强卫生宣传教育
    C. 注意个人卫生和饮食卫生　　D. 加强粪便管理
    E. 防止再感染

15. 蠕形住肠线虫主要寄生在人体的
    A. 小肠　　　　　　　　　　　B. 结肠
    C. 回盲部　　　　　　　　　　D. 直肠
    E. 阑尾

16. 雌雄异体的寄生虫是
    A. 肺吸虫　　　　　　　　　　B. 肝吸虫
    C. 日本裂体吸虫　　　　　　　D. 猪肉绦虫
    E. 牛肉绦虫

17. 只需要一种宿主即可完成生活史的寄生虫是
    A. 血吸虫　　　　　　　　　　B. 弓形虫
    C. 蛔虫　　　　　　　　　　　D. 疟原虫
    E. 华支睾吸虫

18. 华支睾吸虫的感染阶段是
    A. 尾蚴　　　　　　　　　　　B. 虫卵
    C. 囊蚴　　　　　　　　　　　D. 毛蚴
    E. 胞蚴

19. 华支睾吸虫的寄生部位是

    A. 小肠   B. 盲肠

    C. 十二指肠   D. 肝胆管

    E. 回盲部

20. 华支睾吸虫对人的危害主要是

    A. 肝脏损害   B. 肺脏损害

    C. 胰腺炎   D. 脑损害

    E. 小肠黏膜溃疡

21. 溶组织内阿米巴的感染阶段是

    A. 肠腔型阿米巴   B. 组织型滋养体

    C. 单核包囊   D. 双核包囊

    E. 四核包囊

22. 溶组织内阿米巴的重要传染源是

    A. 急性患者   B. 亚急性患者

    C. 慢性患者   D. 带虫者

    E. 免疫力低下者

23. 溶组织内阿米巴生活史的基本环节是

    A. 滋养体 – 包囊 – 滋养体

    B. 包囊 – 滋养体 – 滋养体

    C. 包囊 – 滋养体 – 包囊

    D. 单核包囊 – 双核包囊 – 滋养体

    E. 双核包囊 – 四核包囊 – 滋养体

24. 医学昆虫对人体最重要的危害是

    A. 掠夺营养   B. 叮咬吸血

    C. 引起过敏反应   D. 传播病原体

    E. 蜇刺毒害

25. 危害人体健康的节肢动物主要属于

    A. 昆虫纲、唇足纲   B. 蛛形纲、昆虫纲

    C. 蛛形纲、甲壳纲   D. 昆虫纲、甲壳纲

    E. 唇足纲、蛛形纲

26. 日本裂体吸虫的感染阶段和感染方式是

    A. 毛蚴经皮肤感染   B. 童虫经皮肤感染

C. 童虫经口感染   D. 尾蚴经皮肤感染

E. 毛蚴经口感染

27. 日本血吸虫成虫寄生于人体的

   A. 肝脏   B. 门脉肠系膜静脉

   C. 门脉肠系膜动脉   D. 小肠

   E. 直肠、乙状结肠

28. 血吸虫对终宿主的主要致病阶段是

   A. 毛蚴   B. 尾蚴

   C. 童虫   D. 成虫

   E. 虫卵

29. 日本血吸虫引起病变的主要部位在

   A. 小肠   B. 肝

   C. 肺   D. 脾

   E. 胃

30. 肠阿米巴病确诊的依据是

   A. 腹痛腹泻以及全身症状轻, 抗菌药物治疗无效

   B. 右下腹压痛明显

   C. 大便镜检发现溶组织内阿米巴滋养体

   D. 大便镜检发现结肠阿米巴包囊

   E. 大便呈糊状暗红色, 有腥臭

31. 日本裂体吸虫卵主要沉着在宿主的

   A. 肝组织   B. 肠壁组织

   C. 生殖器官组织   D. 肝及结肠肠壁组织

   E. 膀胱组织

32. 在昆虫体内进行发育繁殖的病原体是

   A. 登革病毒   B. 鼠疫杆菌

   C. 疟原虫   D. 丝虫

   E. 蛔虫

33. 人体感染刚地弓形虫后多见为

   A. 急性感染   B. 弓形虫脑病

   C. 隐性感染   D. 畸形胎儿

   E. 进行性感染

34. 猪带绦虫对人体的主要危害是

    A. 小钩及吸盘对肠壁的损伤   B. 吸取大量营养

    C. 代谢产物的毒素作用   D. 六钩蚴穿过组织时的破坏作用

    E. 囊尾蚴寄生组织所造成的损害

35. 阴道毛滴虫的感染方式为

    A. 经皮肤   B. 经接触

    C. 经口   D. 经昆虫媒介

    E. 经胎盘

36. 日本裂体吸虫卵能够进入肠腔并随粪便排出体外的最主要原因是

    A. 肠蠕动增强   B. 腹内压增高

    C. 血管内压增高   D. 粗糙食物的刺激

    E. 卵内毛蚴分泌物的作用

37. 引起疟疾复发的时期是

    A. 速发型子孢子   B. 迟发型子孢子

    C. 红内期无性生殖时期   D. 红外期裂殖子

    E. 雌雄配子体

38. 疟疾在人群之间传播是通过

    A. 雄库蚊   B. 雌库蚊

    C. 雄按蚊   D. 雌按蚊

    E. 所有蚊种

39. 弓形虫的卵囊仅见于的动物是

    A. 鸽子   B. 狗

    C. 猫   D. 鸡

    E. 人

40. 弓形虫的主要传播途径应除外

    A. 垂直传播   B. 飞沫传播

    C. 输血和器官移植   D. 生食肉、蛋、奶

    E. 密切接触动物

41. 某患者，食用鱼生粥后，出现上腹胀痛，食欲下降，厌油腻的症状，他可能感染了

    A. 卫氏并殖吸虫病   B. 布氏姜片吸虫病

    C. 绦虫病   D. 华支睾吸虫病

E. 血吸虫病

42. 肝吸虫的主要保虫宿主是

    A. 淡水鱼、虾   B. 纹沼螺

    C. 禽类   D. 节肢动物

    E. 肉食哺乳动物

A3/A4 型题

(43~46 题共用题干)

患者,男,28 岁,因酒后出现畏寒、发热等症状而就诊。患者无咳嗽、胸痛及咯血,体温 37.4℃,脉搏 72 次/min,巩膜黄染,心肺检查(−),肝肋下 1cm,有轻微压痛,B 超检查肝脏轻度肿大,初步诊断为"急性肝炎"而转入肝炎科。经肝炎治疗未愈,疑为某寄生虫病。追问病史,患者喜食生鱼,检查粪便中有某种寄生虫卵,经胆道引流出寄生虫成虫,检查结果:虫体形似葵花子仁,体形狭长,背腹扁平,前端窄,后端钝圆,大小为(10~25)mm×(3~5)mm。

43. 该患者可能感染的寄生虫病是

    A. 钩虫病   B. 肝吸虫病

    C. 肺吸虫病   D. 血吸虫病

    E. 绦虫病

44. 最可能诊断的依据是

    A. 厌油腻,黄疸   B. 上腹胀痛,食欲下降

    C. 有经常食生鱼的习惯   D. 肝脏轻度肿大

    E. 粪便中有某种寄生虫卵

45. 该病的中间宿主是

    A. 钉螺   B. 川卷螺

    C. 溪蟹   D. 蝲蛄

    E. 淡水鱼、虾

46. 预防该病最重要的措施是

    A. 积极治疗患者和感染者   B. 消灭传染源

    C. 加强粪便管理,定期治理鱼塘   D. 严控中间宿主

    E. 改变不良饮食习惯,不食生的或半生的鱼虾

(47~50 题共用题干)

患者,男,18 岁,家住南方湖区。自述头痛、头晕、食欲缺乏、全身乏力,腹痛、"拉痢"有脓血,每日 2~4 次,多次服药无效,后入院就诊。患者发育正常,营养中

等,意识清醒,精神状态尚可,检查:心肺(-),胸片未见异常,白细胞 $23.6 \times 10^9/L$,腹部 B 超显示脾稍大。既往史:曾患过痢疾,经有效治疗后未再复发。进行血吸虫病血清学检测时为强阳性,被诊断为疑似血吸虫病。

47. 血吸虫病的感染阶段是

  A. 毛蚴   B. 胞蚴

  C. 囊蚴   D. 尾蚴

  E. 囊尾蚴

48. 血吸虫病的传播途径是

  A. 经口传播   B. 经皮肤传播

  C. 经接触传播   D. 经媒介昆虫传播

  E. 经胎盘传播

49. 血吸虫致病最严重的阶段是

  A. 成虫   B. 幼虫

  C. 虫卵   D. 尾蚴

  E. 囊蚴

50. 预防该病个体防护方法是

  A. 戴口罩   B. 戴手套、穿长衣长裤、穿胶鞋

  C. 肥皂洗手脚   D. 不喝生水

  E. 锻炼身体

(51~54题共用题干)

患者,男,36 岁,3 个月前曾前往非洲出差。近 1 周来,因突发寒战、发热伴头晕、间歇性畏寒而就诊。患者既往健康,无寒战、高热病史。入院体温 40.0℃,脉搏 130 次/min,血压 126/75mmHg。外周血液涂片镜检发现有些红细胞胀大明显,有些红细胞内有 1~2 个环状的虫体,有的红细胞内有圆形或卵形的虫体。经询问,患者在出差地野外作业每天都有被蚊子叮咬的经历。

51. 引起人体疟疾发作的阶段是

  A. 子孢子   B. 肝细胞内的休眠子

  C. 配子体   D. 卵囊

  E. 红细胞内的裂殖子

52. 疟原虫感染人体的阶段是

  A. 子孢子   B. 肝细胞内的休眠子

  C. 配子体   D. 卵囊

E. 红细胞内的裂殖子

53. 人群感染疟疾后,获得的免疫力为

    A. 终身免疫　　　　　　　　　　B. 有一定的免疫力,但不持久

    C. 无免疫力　　　　　　　　　　D. 有交叉免疫力

    E. 伴随免疫

54. 引起临床上凶险发作最常见的疟原虫是

    A. 间日疟原虫　　　　　　　　　B. 三日疟原虫

    C. 恶性疟原虫　　　　　　　　　D. 卵形疟原虫

    E. 诺氏疟原虫

(55~56题共用题干)

患儿,女,3岁,平时入幼儿园,近几日发现夜间哭闹,经常抓挠肛周,家长发现其肛周有白色线样成虫。

55. 最可能的诊断是

    A. 肠蛔虫病　　　　　　　　　　B. 绦虫病

    C. 钩虫病　　　　　　　　　　　D. 蛲虫病

    E. 会阴瘙痒症

56. 最有价值的辅助检查是

    A. 血常规　　　　　　　　　　　B. 大便常规

    C. 隐血　　　　　　　　　　　　D. 镜下找虫卵

    E. 血清特异性抗体

(于海潮)

附录　测试题参考答案

第一章

1. A　2. C　3. B　4. B　5. D　6. D　7. D　8. C　9. B
10. E

第二章

1. B　2. D　3. E　4. E　5. E　6. A　7. B　8. D　9. D
10. D　11. D　12. C　13. B　14. A　15. B　16. D　17. C　18. B
19. E　20. C　21. D　22. A　23. D　24. C　25. C　26. B　27. B
28. B　29. D　30. B　31. D　32. B　33. A　34. A　35. A　36. E
37. A　38. C　39. A　40. B　41. E　42. D　43. C　44. D　45. B
46. C　47. B　48. C　49. D　50. D　51. D　52. D　53. E　54. D
55. D　56. C　57. A　58. D　59. B　60. B　61. D　62. E　63. C
64. E　65. D

第三章

1. D　2. B　3. D　4. C　5. C　6. E　7. D　8. B　9. C
10. D　11. D　12. C　13. C　14. A　15. E　16. B　17. D　18. A
19. B　20. C　21. C　22. B　23. E　24. C　25. C　26. A　27. A
28. B　29. B　30. E　31. D　32. B　33. D　34. E　35. A　36. B
37. B　38. C　39. A　40. E　41. C　42. E　43. C　44. C　45. B
46. D　47. B　48. B　49. D

第四章

1. D　2. D　3. B　4. E　5. E　6. D　7. E　8. B　9. D
10. E　11. E　12. E　13. B　14. B　15. B　16. A　17. D　18. E
19. B　20. E　21. C　22. D　23. B　24. D　25. D　26. A　27. D

28. C　29. C　30. C　31. E　32. C　33. C　34. B　35. E　36. A
37. B　38. D　39. C　40. D　41. B　42. C　43. C　44. A　45. A
46. B　47. E　48. C　49. A　50. B　51. B　52. B　53. C　54. D
55. C

第五章

1. C　2. B　3. E　4. B　5. A　6. B　7. A　8. B　9. B
10. E　11. A　12. C　13. B　14. A　15. B　16. A　17. C　18. D
19. E　20. A　21. C　22. D　23. B　24. E　25. E　26. B　27. A
28. D　29. A　30. B　31. D　32. A　33. C　34. A　35. E　36. C
37. A　38. B　39. B　40. D　41. B　42. A　43. D　44. D　45. B
46. A　47. B　48. C　49. A　50. B　51. E　52. A　53. C　54. C
55. A　56. D　57. D　58. A　59. A　60. E　61. A　62. A　63. B
64. E　65. D

第六章

1. D　2. A　3. B　4. C　5. A　6. A　7. B　8. D　9. C
10. D　11. C　12. A　13. B　14. D　15. C　16. E　17. E　18. B
19. C　20. A　21. C　22. B　23. E　24. B　25. B　26. E　27. E

第七章

1. B　2. D　3. C　4. C　5. D　6. D　7. E　8. C　9. E
10. C　11. A　12. B　13. D　14. E　15. D　16. A　17. D　18. E
19. E　20. E　21. E　22. E　23. D　24. C　25. A　26. D　27. D
28. A　29. E　30. D　31. B　32. D　33. B　34. A　35. D　36. B
37. D　38. E　39. E　40. C　41. E　42. D　43. A　44. D　45. A
46. D　47. D　48. E　49. B　50. B　51. D　52. D　53. A　54. E
55. D　56. D　57. B　58. A

第八章

1. E　2. B　3. B　4. D　5. C　6. C　7. B　8. C　9. C
10. B　11. B　12. A　13. B　14. E　15. B　16. B　17. D　18. E

19. E   20. E   21. E   22. B

第九章

1. B   2. A   3. B   4. E   5. E   6. A   7. C   8. E   9. D
10. C   11. E   12. A   13. C   14. C   15. B   16. C   17. A

第十章

1. C   2. C   3. B   4. D   5. C   6. B   7. C   8. E   9. C
10. D   11. A   12. A   13. D   14. D   15. C   16. C   17. C   18. C
19. D   20. A   21. E   22. D   23. C   24. D   25. B   26. D   27. B
28. E   29. B   30. C   31. D   32. C   33. C   34. E   35. B   36. E
37. B   38. D   39. C   40. B   41. D   42. E   43. B   44. C   45. E
46. E   47. D   48. B   49. C   50. B   51. E   52. A   53. B   54. C
55. D   56. D